Familien Express-Rezepte

*180 schnelle Alltags-Blitz-Gerichte.
Höchstens 10 Zutaten und in maximal
30 Minuten fertig auf dem Teller*

Susanne Fiedler

Inhaltsverzeichnis

Inhaltsverzeichnis

Inhaltsverzeichnis

Inhaltsverzeichnis

Inhaltsverzeichnis

Einleitung

Kochen mit der ganzen Familie hat viele Vorteile: Es wird einer gemeinsamen kreativen Aktivität in der vertrauten Umgebung nachgegangen. Zudem kann das Kochen sehr gut als Lernfaktor für Kinder eingesetzt werden. Denn einen Sinn für einen angemessenen Umgang mit Lebensmitteln, die Kombination verschiedener Zutaten sowie eine gesunde Ernährung entwickeln Kinder in der Praxis spielend leicht beim Kochen. Damit all die Vorzüge greifen und keine Nachteile beim gemeinsamen Familienkochen auftreten, gilt es ein paar Dinge zu beachten:

- **Forderung, aber nicht Überforderung**: Die Rezepte und die Auswahl der Zutaten sollten eine Herausforderung für die Kinder darstellen, aber ohne Stress für sie umsetzbar sein.
- **Kreativität und Vielfalt**: Damit gleichzeitig die Erwachsenen ihren Spaß haben und das Essen genießen können, sollte das Familienkochen, trotz des kindgerechten Schwierigkeitsgrades, kreativ und vielfältig sein.
- **Frische**: Damit die Gerichte gut schmecken und ihren natürlichen Gehalt an Nährstoffen aufweisen, ist Frische ein wichtiger Aspekt.
- **Gesundheitlicher Mehrwert**: Die Lebensmittel sollten mit einem möglichst geringen Gehalt an Zucker und gesättigten Fettsäuren ausgewählt werden, da dies die Basis für eine gesunde Ernährung der gesamten Familie bildet.
- **Schnelle Umsetzbarkeit**: Wer sich Zeit lassen möchte, darf dies gerne tun. Aber in der heutigen schnelllebigen Welt ist es bereits etwas Besonderes, wenn die Familie für wenige Stunden zusammenkommt. Um dem Zeitmangel entgegenzuwirken, sind schnell umsetzbare Rezepte wichtig.

Die 180 Rezepte dieses Buches wurden auf der Grundlage all dieser Kriterien erstellt und in sinnvolle Kategorien unterteilt (Frühstück, Smoothies, Suppen, Salate, Snacks, Hauptspeisen, Desserts sowie Lassi und Shakes). Den größten Anteil an den Rezepten haben die Hauptspeisen. Dies bietet Ihnen viele Möglichkeiten, gemeinsam üppige Mahlzeiten für abendliche Zusammenkünfte in einer entspannten Atmosphäre oder als Stärkung zur Mittagszeit zu kreieren.

Jedes Rezept erfüllt die Kriterien der schnellen Umsetzbarkeit, des gesundheitlichen Mehrwertes, der Frische und der Kreativität. Die Rezepte beinhalten Angaben zum Kaloriengehalt pro Portion, zum Anteil der Kohlenhydrate, Eiweiße und Fette sowie zur Zubereitungszeit. Sämtliche Rezepte sind im Regelfall in weniger als 30 Minuten servierfertig, Backzeit und alle weiteren Aspekte vom Start bis zum Ende des Kochens inbegriffen.

Einleitung

Sämtliche Rezepte weisen weniger als zehn Zutaten auf, die in jedem gängigen größeren Supermarkt erhältlich sind. Es befinden sich also keine Exoten unter den Zutaten. Dies erspart Ihnen viele Fahrtwege und Zeit, insbesondere bei der Mitnahme von Kindern zum Einkaufen. Denn je jünger die Kinder sind, desto weniger Geduld haben sie womöglich während des Einkaufens. Trotz der geringen Menge an Zutaten pro Rezept werden Sie Kreativität und Vielfalt erleben. Denn viele der in Ihrem nächstgelegenen Supermarkt erhältlichen Zutaten, die Sie vermutlich noch nie verwendet haben, bieten Ihnen die Möglichkeit, dieselbe Zutat in verschiedenen Rezepten einzusetzen.

Sie haben also in den folgenden 180 Rezepten die Chance, eine simple Art der Vielfalt zu entdecken, die sich perfekt in Ihren Alltag einfügt, indem Sie mit der Familie gemeinsam in kurzer Zeit kochen und sich somit gesundheitliche Mehrwerte schaffen.

In Familien kommt es des Öfteren vor, dass eine einzelne Person eine Diät macht oder die Ernährung umstellt. Aufgrund der fehlenden gemeinsamen Linie fällt es dieser Person schwer, die guten Vorsätze in die Tat umzusetzen. Mit den folgenden Rezepten bleiben Ihnen jedoch große Umstellungen und Entbehrungen innerhalb der Familie erspart. Denn mithilfe dieser Rezepte verfolgen Sie alle einen einheitlichen gesunden und vielfältigen Ernährungsstil, der sowohl Hauptgerichte und Tagesmahlzeiten als auch kleine Snacks oder ein schmackhaftes Dessert für zwischendurch bereithält. So sparen Sie auch überflüssige Kosten, die häufig dadurch entstehen, dass spezielle Lebensmittel für einzelne Familienmitglieder eingekauft werden, die jedoch später von diesen vergessen und dann aufgrund von Schimmel entsorgt werden müssen. Mit diesem Rezeptbuch können Sie eine einheitliche Linie verfolgen, an der jeder Spaß hat und Geschmack findet. Viel Spaß beim Ausprobieren!

Frühstück

Der Wecker klingelt, aber die Kinder kommen einfach nicht aus dem Bett? Es sind schon zehn Minuten nach der eigentlichen Weckzeit. Sie selbst müssen zur Arbeit, während Ihr Partner noch im Halbschlaf ist. Wie soll da noch Zeit für ein vernünftiges Frühstück sein? *Doch alles ist im Rahmen des Möglichen – und zwar mit den passenden Rezepten!* Stimmen die Rezepte, wird ein vernünftiges und gesundes Frühstück sogar trotz Zeitmangel möglich. Sind die Rezepte einfach genug, dann können die Kinder sogar mithelfen, was Sie zudem entlasten kann.

Dieses Kapitel bietet Ihnen 14 gesunde Frühstücksrezepte. Damit die Kinder Gefallen an den Speisen finden, ist ein hoher Gehalt an Obst sichergestellt. Somit umgehen Sie die fertigen Frühstücksprodukte aus dem Supermarkt, die vielleicht ein paar zugesetzte Vitamine, aber ansonsten zum Großteil Zucker enthalten. Mit frischem Obst gestalten Sie den Start in den Tag fruchtig und vitaminreich - für Ihre Kinder und für sich selbst!

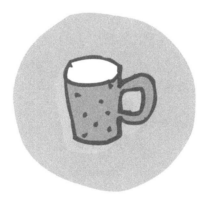

Früchtejoghurt

     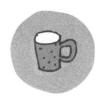

10 min | 135 kcal | 12 g KH | 7 g EW | 7 g FE

Zutaten für 1 Portion:

150 g Joghurt, fettarm, 1,8 %
10 g Erdbeeren
10 g Johannisbeeren
10 g Heidelbeeren
1 EL Kokosraspeln

Zubereitung:

1. Johannisbeeren und Heidelbeeren waschen.
2. Die Erdbeeren waschen, das Grün entfernen und sie kleinschneiden.
3. Anschließend den Joghurt in eine Schüssel geben, die Beeren unterheben und mit den Kokosraspeln garnieren.

Tomaten-Rührei

10 min | 116 kcal | 2 g KH | 7 g EW | 8 g FE

Zutaten für 2 Portionen:

100 g Tomaten
3 Eier
Salz und Pfeffer
1 EL Kokosöl

Zubereitung:

1. Zunächst die Tomaten waschen, den Strunk entfernen und das Fruchtfleisch in Würfel schneiden.
2. Anschließend die Eier in eine Schüssel aufschlagen, die Tomatenwürfel gründlich unterrühren, salzen und pfeffern.
3. Danach das Kokosöl in einer Pfanne schmelzen, die Ei-Tomaten-Mischung hineingeben und unter Rühren anbraten.

Obstsalat mit Haselnüssen

10 min | 236 kcal | 46 g KH | 3 g EW | 4 g FE

Zutaten für 4 Portionen:

4 Orangen
2 Äpfel
12 Pflaumen
2 EL Haselnüsse

Zubereitung:

1. Zunächst die Orangen auspressen.
2. Anschließend die Pflaumen und Äpfel waschen, entkernen bzw. entsteinen und in Stücke schneiden.
3. Das Obst in eine Schüssel geben und mit dem Orangensaft mischen.
4. Die Haselnüsse über den Salat geben und servieren.

Obstsalat mit Kefir

5 min | 225 kcal | 38 g KH | 6 g EW | 5 g FE

Zutaten für 1 Portion:

1 Kiwi
1 Banane
1 EL Leinsamen
50 ml Kefir, fettarm
etwas Zitronensaft

Zubereitung:

1. Die Banane schälen, in Scheiben schneiden und mit etwas Zitronensaft beträufeln, damit sie sich nicht verfärbt.
2. Nun die Kiwi schälen und kleinschneiden, mit den Bananenscheiben in eine Schüssel geben und mit dem Kefir vermengen.
3. Den Obstsalat zum Schluss mit den Leinsamen garnieren und servieren.

Apfel-Frühstücksbrei

10 min | 456 kcal | 80 g KH | 14 g EW | 7 g FE

Zutaten für 6 Portionen:

1 l Wasser
600 g Haferflocken
4 Handvoll Rosinen
2 Pkg. Vanillezucker
4 Äpfel
1 TL Zimtpulver
1 EL Ahornsirup
1 Prise Kardamom

Zubereitung:

1. Als Erstes werden die Äpfel gewaschen, geviertelt, entkernt und in Würfel geschnitten.
2. Wasser in einen Topf geben und Rosinen, Vanillezucker und Kardamom hineingeben.
3. Für zwei Minuten erwärmen.
4. Anschließend die Apfelwürfel in den Topf geben, zum Kochen bringen und bei mittlerer Wärmezufuhr köcheln lassen, bis sie weich sind.
5. Haferflocken ebenfalls in den Topf geben und alles zusammen unter ständigem Rühren zu einem Brei einkochen lassen.
6. Den Frühstücksbrei mit Zimt und Ahornsirup abschmecken.

Joghurt mit Kiwi und Erdbeeren

5 min | 139 kcal | 17 g KH | 6 g EW | 5 g FE

Zutaten für 2 Portionen:

200 g Joghurt, fettarm, 1,5 %
2 Kiwis
1 EL gehackte Pistazien
150 g Erdbeeren

Zubereitung:

1. Die Kiwis von der Schale befreien und in kleine Stücke schneiden.
2. Die Erdbeeren waschen, das Grün entfernen und sie ebenfalls in kleine Stücke schneiden.
3. In einer Schüssel den Joghurt mit den Früchten vermengen.
4. Mit den Pistazien bestreuen und servieren.

Müsli mit Orangenjoghurt

5 min	265 kcal	39 g KH	12 g EW	6 g FE

Zutaten für 1 Portion:

3 EL Haferflocken
150 g Joghurt, fettreduziert, 1,8 %
1 Orange
1 TL Sesam

Zubereitung:

1. Die Orange schälen, filetieren und mit dem Joghurt vermischen.
2. Anschließend die Haferflocken mit dem Orangenjoghurt vermengen und mit dem Sesam garnieren.

Pancakes mit Bananen

10 min	147 kcal	19 g KH	5 g EW	5 g FE

Zutaten für 2 Portionen:

1 Banane
1 Eigelb
25 g Dinkelmehl
1 EL Magerquark
1 EL Heidelbeeren
1 TL Öl
1 Prise Zimt

Zubereitung:

1. Zunächst die Banane schälen und mit einer Gabel zerdrücken.
2. In einer Schüssel alle Zutaten zu einem cremigen Teig verquirlen.
3. In einer Pfanne das Öl erhitzen und den Teig portionsweise von beiden Seiten goldgelb ausbacken.
4. Die fertigen Pancakes mit den Heidelbeeren servieren.

Bananenjoghurt

| 5 min | 273 kcal | 36 g KH | 4 g EW | 7 g FE |

Zutaten für 1 Portion:

1 Banane
250 g Sojajoghurt
2 EL ungesüßter Kakao

Zubereitung:

1. Als Erstes die Banane schälen.
2. Alle Zutaten im Mixer pürieren und servieren.

Schinken-Ei-Muffins

| 25 min | 223 kcal | 2 g KH | 15 g EW | 17 g FE |

Zutaten für 2 Portionen:

4 Eier
2 EL Kochsahne, fettarm, 7 %
4 Scheiben roher Schinken
Salz und Pfeffer

Zubereitung:

1. Den Backofen auf 175 °C vorheizen.
2. Die Schinkenscheiben in vier Silikon-Muffinförmchen legen, dann die Eier über dem Schinken aufschlagen und etwas salzen und pfeffern.
3. Die Sahne über die Eier gießen und ca. 20 Minuten im Backofen backen.

Schoko-Rührei

10 min   468 kcal   28 g KH   18 g EW   30 g FE

Zutaten für 4 Portionen:

12 Eier
60 g Mandelmus
4 TL Erythrit
20 g Kokosöl
60 g Schokodrops, zartbitter
600 g Früchte nach Wahl

Zubereitung:

1. Zuerst die Eier in eine Schüssel schlagen, Erythrit und Mandelmus hinzugeben und verquirlen.
2. Nun das Kokosöl in einer Pfanne erhitzen, die Eimischung hineingeben und anbraten. Dabei immer wieder umrühren.
3. Während das Ei stockt, die Schokodrops hinzufügen.
4. In der Zwischenzeit noch die Früchte schälen bzw. waschen und zusammen mit dem Rührei anrichten.

Schoko-Bananen-Pancakes mit Granatapfel

 20 min   270 kcal   38 g KH   5 g EW   10 g FE

Zutaten für 2 Portionen:

1 kleine Banane
2 EL Granatapfelkerne
70 ml Sojamilch
50 g Dinkelmehl
1 EL Kakaopulver
1 EL Cashewcreme
1 EL Kokosblütenzucker
1 EL Kokosöl
½ TL Backpulver
1 Prise Salz

Zubereitung:

1. Zunächst die Banane schälen und zerdrücken.
2. Sojamilch, Dinkelmehl, Kakaopulver, Kokosblütenzucker, Backpulver und Salz hinzugeben und alles mit einem Handrührgerät zu einem Teig verrühren.
3. Anschließend das Kokosöl in einer Pfanne erhitzen, den Teig schöpfkellenweise hineingeben und von beiden Seiten goldbraun backen.
4. Die Pancakes anrichten und mit Cashewcreme und Granatapfelkernen garnieren.

Grießbrei mit Himbeeren

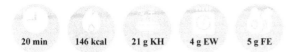
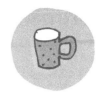

| 20 min | 146 kcal | 21 g KH | 4 g EW | 5 g FE |

Zutaten für 4 Portionen:

75 g Dinkelgrieß
150 ml Mandelmilch
150 g Himbeeren
2 TL Butter
1 TL Agavendicksaft
2 EL Mandelblätter
½ TL Kardamom
Ahornsirup
1 Prise Vanillezucker

Zubereitung:

1. Als Erstes 1 TL Butter in einem Topf zerlassen, den Grieß hinzugeben und darin anrösten.
2. Mit der Mandelmilch ablöschen und mit einem Schneebesen verrühren.
3. Anschließend einen weiteren TL Butter in einer Pfanne erhitzen und Kardamom und Vanillezucker darin anrösten.
4. Die Himbeeren putzen, zu den Gewürzen in die Pfanne geben und auf eine Seite der Pfanne schieben.
5. Nun die Mandeln auf die andere Seite der Pfanne geben, mit dem Agavendicksaft süßen und ebenfalls anrösten.
6. Zum Schluss den Grießbrei zusammen mit den Himbeeren und den Mandeln anrichten.

Erdbeer-Joghurt-Müsli

5 min   269 kcal   33 g KH   13 g EW   9 g FE

Zutaten für 1 Portion:

4 EL Haferflocken
150 g Sojajoghurt, fettarm
150 g Erdbeeren
1 TL Sesam

Zubereitung:

1. Zuerst das Grün der Erdbeeren entfernen und sie dann waschen und in Scheiben schneiden.
2. Die Haferflocken mit dem Sojajoghurt und den Erdbeeren vermengen und mit dem Sesam bestreuen.

Smoothies

Smoothies sind im Trend – kein Wunder, es handelt sich schließlich um Alleskönner unter den Säften! Bei Smoothies werden verschiedene Obst- und Gemüsesorten zerkleinert und das Fruchtfleisch verbleibt im Getränk. So entsteht die charakteristische sämige Konsistenz. Da sie aus frischem Obst und Gemüse zubereitet werden, enthalten sie keine künstlichen Zuckerzusätze oder Aromen. Somit sind Smoothies eine ideale Erfrischung für zwischendurch. Bei der gemeinsamen Zubereitung in der Familie garantieren die geringen Barrieren, die die Säfte in der Herstellung bereiten, einen Spaß für alle Beteiligten. Die Kinder lernen, dass einzelne Obst- und Gemüsesorten in einem Mix mit anderen Sorten anders harmonieren und dass es möglich ist, gesunde Zutaten, die vielleicht weniger lecker für sie sind, in ein Getränk zu integrieren, das einen zufriedenstellenden Geschmack hat. Zudem können Kinder bei der Zubereitung von Smoothies, aufgrund der einfachen und vielfältigen Kombinationsmöglichkeiten für Obst und Gemüse, am schnellsten den Mut zum Experimentieren und selbstständigen Verändern von Rezepten entwickeln. Fehler kann es in der Zubereitung von Smoothies kaum geben - eher faszinierende geschmackliche Überraschungen bei Veränderungen der Rezepte. Welche Überraschung entdecken Sie demnächst zusammen mit Ihren Kindern?

Heidelbeersmoothie

10 min **133 kcal** **28 g KH** **2 g EW** **1 g FE**

Zutaten für 2 Portionen:

100 g Heidelbeeren
1 Banane
1 Orange
2 Kiwis
½ Limette
50 ml Wasser

Zubereitung:

1. Zuerst die Heidelbeeren waschen.
2. Anschließend Banane und Kiwis schälen und in grobe Stücke schneiden.
3. Die Orange und die Limette auspressen.
4. Heidelbeeren, Banane und Kiwis in den Mixer geben.
5. Orangen- und Limettensaft sowie das Wasser hinzufügen und pürieren.

Waldbeerensmoothie

   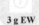

10 min **161 kcal** **33 g KH** **3 g EW** **1 g FE**

Zutaten für 2 Portionen:

100 g Heidelbeeren
100 g Erdbeeren
10 Brombeeren
10 Kirschen
2 Pfirsiche
½ Vanilleschote
100 ml Wasser

Zubereitung:

1. Zunächst die Pfirsiche waschen, entsteinen und in grobe Stücke schneiden.
2. Alle Beeren waschen und die Erdbeeren und Brombeeren danach halbieren.
3. Die Kirschen waschen und entsteinen.
4. Anschließend Pfirsiche, Erdbeeren, Brombeeren, Heidelbeeren und Kirschen in den Mixer geben.
5. Das Mark aus der Vanilleschote lösen und zusammen mit dem Wasser ebenfalls in den Mixer geben und pürieren.

Wassermelonensmoothie

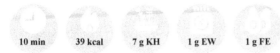

10 min | 39 kcal | 7 g KH | 1 g EW | 1 g FE

Zutaten für 2 Portionen:

½ Wassermelone
½ Limette
20 Minzblätter
10 Eiswürfel

Zubereitung:

1. Zunächst die Wassermelone schälen und in Stücke schneiden.
2. Die Limette auspressen und den Saft zusammen mit den Melonenstücken, der Minze und den Eiswürfeln in den Mixer geben.
3. Alles pürieren und in Gläser füllen.

Möhren-Apfel-Smoothie

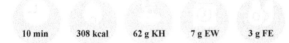

10 min | 308 kcal | 62 g KH | 7 g EW | 3 g FE

Zutaten für 2 Portionen:

4 Möhren
50 ml Möhrensaft
300 ml Apfelsaft
2 Birnen
50 g Haferflocken
½ TL Kurkuma

Zubereitung:

1. Zunächst die Möhren schälen und in Stücke schneiden.
2. Die Birnen schälen, entkernen und ebenfalls in Stücke schneiden.
3. Birnen und Möhren zusammen mit Haferflocken in den Mixer geben.
4. Mit den Säften auffüllen und mit Kurkuma würzen.
5. Alles pürieren und in Gläser füllen.

Kiwi-Bananen-Smoothie

10 min   117 kcal   26 g KH   1 g EW   1 g FE

Zutaten für 2 Portionen:

1 Kiwi
1 Banane
½ Ananas
1 TL Zitronensaft
4 Eiswürfel

Zubereitung:

1. Zunächst Kiwi, Ananas und Banane schälen und in Stücke schneiden.
2. In den Mixer geben, Zitronensaft und Eiswürfel hinzufügen und pürieren.

Maracuja-Waldbeeren-Smoothie

10 min   101 kcal   21 g KH   2 g EW   1 g FE

Zutaten für 2 Portionen:

50 ml Maracujanektar
1 Orange
250 g Waldbeeren, TK
½ TL Honig

Zubereitung:

1. Zunächst die Waldbeeren auftauen lassen.
2. Die Orange auspressen.
3. Die Waldbeeren zusammen mit dem Orangensaft und dem Maracujanektar in den Mixer geben, mit Honig süßen und pürieren.

Beerensmoothie

   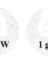 

| 10 min | 67 kcal | 14 g KH | 2 g EW | 1 g FE |

Zutaten für 2 Portionen:

50 g Himbeeren
50 g Erdbeeren
50 g Johannisbeeren
1 Orange

Zubereitung:

1. Zuerst die Orange auspressen.
2. Die Erdbeeren waschen und halbieren.
3. Himbeeren und Johannisbeeren waschen.
4. Alle Beeren zusammen mit dem Orangensaft in den Mixer geben und pürieren.

Tropical Smoothie

| 10 min | 182 kcal | 39 g KH | 2 g EW | 2 g FE |

Zutaten für 2 Portionen:

1 Mango
1 Limette
1 Banane
½ Ananas
½ Papaya
10 Eiswürfel

Zubereitung:

1. Zuerst die Banane schälen und in Scheiben schneiden.
2. Mango, Papaya und Ananas schälen und in grobe Stücke schneiden.
3. Die Limette auspressen.
4. Alles zusammen mit den Eiswürfeln in den Mixer geben und pürieren.

Mango-Orangen-Smoothie

10 min	146 kcal	30 g KH	3 g EW	1 g FE

Zutaten für 2 Portionen:

2 Orangen
1 Mango
200 ml Kokoswasser

Zubereitung:

1. Zuerst die Orangen auspressen.
2. Anschließend die Mango schälen und in Stücke schneiden.
3. Orangensaft und Mango in den Mixer geben und mit dem Kokoswasser auffüllen.
4. Alles gut pürieren und in zwei Gläser füllen.

Apfelsmoothie

10 min	143 kcal	32 g KH	1 g EW	1 g FE

Zutaten für 2 Portionen:

200 g kernlose Trauben
1 Apfel
150 ml Apfelsaft
½ Zitrone

Zubereitung:

1. Zuerst die Trauben waschen und halbieren.
2. Den Apfel schälen, entkernen und in Stücke schneiden.
3. Die Zitrone auspressen.
4. Trauben zusammen mit dem Apfel und dem Zitronensaft in den Mixer geben.
5. Mit dem Apfelsaft auffüllen und pürieren.

Orangen-Bananen-Smoothie mit Spinat

| 10 min | 261 kcal | 56 g KH | 5 g EW | 1 g FE |

Zutaten für 2 Portionen:

4 Orangen
2 Bananen
1 EL Apfelmus
250 g Blattspinat

Zubereitung:

1. Zunächst die Orangen auspressen.
2. Die Bananen schälen und in Stücke schneiden.
3. Den Blattspinat unter fließendem Wasser gründlich putzen.
4. Alles mit dem Apfelmus in den Mixer geben und pürieren.

Müslismoothie

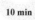

| 10 min | 354 kcal | 57 g KH | 10 g EW | 8 g FE |

Zutaten für 2 Portionen:

1 Banane
1 Apfel
1 Birne
1 Orange
6 EL Haferflocken
300 ml Milch

Zubereitung:

1. Zunächst die Banane schälen und in Scheiben schneiden.
2. Den Apfel und die Birne schälen, entkernen und in Stücke schneiden.
3. Die Orange schälen und ebenfalls in Stücke schneiden.
4. Alles in den Mixer geben, die Haferflocken hinzugeben und mit Milch auffüllen.
5. Den Smoothie grob pürieren.

Bananen-Kakao-Smoothie

5 min   332 kcal   45 g KH   13 g EW   10 g FE

Zutaten für 2 Portionen:

1 Banane
2 EL Kakao
150 g Naturjoghurt
50 g Haferflocken
1 EL Agavendicksaft
300 ml Milch

Zubereitung:

1. Zunächst die Banane schälen und in Scheiben schneiden.
2. Die Bananenscheiben zusammen mit den übrigen Zutaten in den Mixer geben und alles fein pürieren.

Frozen-Erdbeer-Smoothie

10 min   190 kcal   26 g KH   7 g EW   6 g FE

Zutaten für 2 Portionen:

200 g Erdbeeren
100 g Erdbeeren, TK
½ Banane
1 Zitrone
100 ml Joghurt
200 ml Milch

Zubereitung:

1. Zunächst die frischen Erdbeeren waschen und halbieren.
2. Anschließend die Banane schälen und in Scheiben schneiden.
3. Die Zitrone auspressen.
4. Erdbeeren zusammen mit der Banane und dem Zitronensaft in den Mixer geben.
5. Die TK-Erdbeeren und den Joghurt hinzufügen, mit der Milch auffüllen und fein pürieren.

Erdnuss-Bananen-Smoothie

 10 min 349 kcal 40 g KH 10 g EW  15 g FE

Zutaten für 2 Portionen:

2 Bananen
50 g Erdnüsse
1 EL Kakao
1 EL Erdnussmus
1 Prise Zucker
200 ml Mandelmilch

Zubereitung:

1. Zunächst die Bananen schälen und in Scheiben schneiden.
2. Die Erdnüsse in den Mixer geben und fein mahlen.
3. Die restlichen Zutaten hinzugeben und alles pürieren.

Frozen-Erdbeer-Bananen-Smoothie

10 min   125 kcal   27 g KH   2 g EW   1 g FE

Zutaten für 2 Portionen:

1 Banane
150 g Erdbeeren, TK
10 Minzblätter
200 ml Mandelmilch

Zubereitung:

1. Als Erstes die Banane schälen und in Scheiben schneiden.
2. Die Minze gründlich putzen.
3. Alles zusammen mit den Erdbeeren in den Mixer geben, mit der Mandelmilch auffüllen und fein pürieren.

Suppen

Erneut wartet ein entspanntes und leckeres Programm auf Sie und Ihre Liebsten. Weil es bei Suppen tendenziell schneller zu geschmacklichen Differenzen kommt als bei einem süßen Frühstück und frischen Smoothies, wurde in diesem Kapitel ganz besonders auf Vielfalt geachtet. Dies zeigt sich einerseits in der höheren Menge an Rezepten im Vergleich zu den ersten beiden Kapiteln, andererseits in den Zutaten für die Rezepte, die noch vielseitiger sind:

- Deftige Suppen mit viel Fleisch, wie der **Rindfleischeintopf**, der **Zucchini-Auberginen-Eintopf mit Hack** und der **Curry-Gemüse-Eintopf mit Würstchen** erwarten Sie!
- Soll es etwas Milderes sein? Dann probieren Sie den **Tomaten-Zucchini-Eintopf**, die **Champignoncremesuppe** oder die **Spargelcremesuppe**!
- Einfach käsig? Gerne, mit der **italienischen Lasagnesuppe** und der **Käse-Porree-Suppe**!

Die Suppen können mit verschiedenen Kräutern und Gewürzen individualisiert werden, sodass Kinder ein Gefühl für deren Bedeutung in der Küche erlangen. Geruchs- und Geschmacksübungen mit Kräutern und Gewürzen schulen zudem die Sinne der Kinder. Sie als erwachsene Person entdecken ebenfalls Ihre Faszination an den kleinen Wundern der Küche. In einer Thermoskanne können die Suppen warm gehalten und auf Ausflüge mitgenommen oder in der Schule bzw. bei der Arbeit verzehrt werden. Zudem zeichnen sich Suppen durch einen geringen Kaloriengehalt aus und sind aufgrund der warmen Temperatur wohltuend für den Magen.

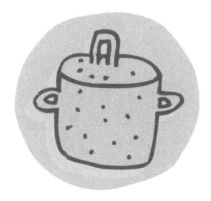

Curry-Gemüse-Eintopf mit Würstchen

30 min | 474 kcal | 24 g KH | 19 g EW | 32 g FE

Zutaten für 4 Portionen:

400 g Wiener Würstchen
1 Zwiebel
1 Bund Möhren
1 Stange Porree
4 große Kartoffeln
1 Becher Schmand
500 ml Gemüsebrühe
Salz und Pfeffer
1 TL Öl

Zubereitung:

1. Zunächst die Zwiebel schälen, halbieren und kleinschneiden.
2. Die Möhren schälen und würfeln.
3. Den Porree putzen und in Ringe schneiden.
4. Die Kartoffeln schälen und würfeln.
5. Die Würstchen kleinschneiden.
6. Anschließend Öl in einem Topf erhitzen und die Würstchen darin anbraten.
7. Die Zwiebeln hinzugeben und mitbraten.
8. Möhren und Kartoffeln ebenfalls in den Topf geben und anbraten.
9. Mit der Gemüsebrühe ablöschen, den Porree hinzufügen und den Eintopf bei mittlerer Wärmezufuhr 15 Minuten garen lassen.
10. Den Schmand in die Suppe rühren und diese mit den Gewürzen abschmecken.

Bunter Eintopf

30 min   145 kcal   22 g KH   5 g EW   4 g FE

Zutaten für 4 Portionen:

100 g Zuckerschoten
200 g Möhren
2 Fleischtomaten
300 g Kartoffeln
200 g grüne Bohnen
1 Bund Frühlingszwiebeln
1 Bund Petersilie
1 EL Olivenöl
2 EL Sojasauce
Pfeffer

Zubereitung:

1. Die Kartoffeln schälen und würfeln.
2. Die Möhren schälen und in Scheiben schneiden.
3. Die Frühlingszwiebeln putzen und in Ringe schneiden.
4. Die Tomaten kurz in heißem Wasser brühen und anschließend häuten und kleinschneiden.
5. Öl in einem Topf erhitzen und die Kartoffeln zusammen mit den Bohnen und den Möhren darin für 5 Minuten anbraten.
6. Nun das übrige Gemüse hineingeben und mit 125 ml Wasser ablöschen.
7. Bei niedriger Wärmezufuhr für 15 Minuten köcheln lassen.
8. Zum Schluss mit Sojasauce und Pfeffer abschmecken.

Kürbiseintopf

30 min | 189 kcal | 20 g KH | 14 g EW | 5 g FE

Zutaten für 3 Portionen:

1 Hühnerbrust
300 g Kürbisfleisch
2 Zucchini
1 Zwiebel
250 ml Hühnerbrühe
1 EL Öl
1 Schuss Essig
1 EL Paprikapulver
1 TL Majoran
Salz und Pfeffer

Zubereitung:

1. Das Kürbisfleisch grob würfeln.
2. Die Zwiebel schälen, halbieren und in kleine Würfel schneiden.
3. Die Zucchini waschen, die Enden entfernen und den Rest kleinschneiden.
4. Die Hühnerbrust waschen, trockentupfen und in mundgerechte Stücke schneiden.
5. Öl in einem Topf erhitzen und zunächst die Zwiebeln darin glasig andünsten.
6. Das Fleisch zu den Zwiebeln geben und anbraten.
7. Mit Paprika würzen und mit einem Schuss Essig ablöschen.
8. Die Hühnerbrühe eingießen.
9. Den Eintopf mit Paprika, Majoran, Salz und Pfeffer abschmecken und für 10 Minuten bei geringer Wärmezufuhr köcheln lassen.
10. Zucchini und Kürbis hinzugeben und weitere 10 Minuten garen.
11. Zum Schluss erneut mit Salz und Pfeffer abschmecken und servieren.

Blumenkohl-Hack-Topf

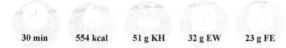

| 30 min | 554 kcal | 51 g KH | 32 g EW | 23 g FE |

Zutaten für 4 Portionen:

400 g Hackfleisch, gemischt
1 Blumenkohl
800 g Kartoffeln
2 Zwiebeln
200 g Schmelzkäse
1200 ml Wasser
1 EL Öl
1 TL Paprikapulver, edelsüß
Salz und Pfeffer

Zubereitung:

1. Zunächst die Kartoffeln schälen und in Würfel schneiden.
2. Den Blumenkohl waschen und in Röschen teilen.
3. Die Zwiebeln schälen, halbieren und hacken.
4. Anschließend das Öl in einem Topf erhitzen und das Hackfleisch darin krümelig anbraten.
5. Die Zwiebeln ebenfalls in den Topf geben, mitbraten und mit Paprika würzen.
6. Nun Kartoffeln und Blumenkohl hineingeben und kurz anbraten.
7. Mit dem Wasser ablöschen und mit Salz und Pfeffer abschmecken.
8. Bei mittlerer Wärmezufuhr und geschlossenem Deckel für 15 Minuten garen. Das Gemüse sollte bissfest sein.
9. Zum Schluss den Schmelzkäse in den Topf geben, schmelzen lassen und erneut mit Salz und Pfeffer abschmecken.

Kartoffel-Möhren-Eintopf

30 min | 345 kcal | 43 g KH | 14 g EW | 12 g FE

Zutaten für 4 Portionen:

500 g Kartoffeln
400 g Möhren
1 Zwiebel
1 Stange Porree
250 ml Kochsahne, fettarm,
7 %
200 g Schmelzkäse mit
Kräutern
1 Liter Brühe
1 EL Öl
1 EL Mehl
Salz und Pfeffer

Zubereitung:

1. Die Zwiebel schälen, halbieren und hacken.
2. Die Kartoffeln schälen und in Würfel schneiden.
3. Die Möhren schälen und in Scheiben schneiden.
4. Den Porree putzen und in Ringe schneiden.
5. Öl in einem Topf erhitzen und die Zwiebel darin glasig andünsten.
6. Das Mehl einrieseln lassen und unter ständigem Rühren die Brühe hineinfüllen.
7. Kurz aufkochen lassen und die Sahne einrühren.
8. Nun Möhren und Kartoffeln dazugeben und bei mittlerer Wärmezufuhr für 15 Minuten köcheln lassen.
9. Anschließend den Porree hineingeben, den Schmelzkäse in der Brühe schmelzen lassen und alles mit Salz und Pfeffer abschmecken.

Möhren-Kartoffel-Eintopf mit Bratwurst

30 min 523 kcal 36 g KH 18 g EW 33 g FE

Zutaten für 2 Portionen:

250 g Kartoffeln
250 g Möhren
1 Zwiebel
200 ml Gemüsebrühe oder
Fleischbrühe
8 kleine Rostbratwürstchen
1 Schuss Sahne
2 EL Senf
Salz und Pfeffer

Zubereitung:

1. Die Zwiebel schälen, halbieren und hacken.
2. Die Kartoffeln schälen und in Scheiben schneiden.
3. Die Möhren schälen und ebenfalls in Scheiben schneiden.
4. Öl in einem Topf erhitzen und die Zwiebel darin glasig dünsten.
5. Die Kartoffeln hinzugeben, kurz anbraten und mit etwas Brühe ablöschen.
6. Für 10 Minuten bei mittlerer Wärmezufuhr garen.
7. Nun die Möhren in den Topf geben und die restliche Brühe hineingießen.
8. Alles für weitere 10 Minuten garen.
9. Währenddessen die Bratwürste in einer Pfanne anbraten und in Scheiben schneiden.
10. Senf und Sahne in die Brühe einrühren und mit Salz und Pfeffer abschmecken.
11. Die Würstchen hineingeben und kurz ziehen lassen, bevor der Eintopf serviert wird.

Kohlrabi-Erbsen-Eintopf mit Fleischwurst

    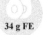

20 min | 468 kcal | 16 g KH | 20 g EW | 34 g FE

Zutaten für 4 Portionen:

4 Kohlrabis
300 g Erbsen, TK
400 g Fleischwurst
500 ml Wasser
200 g Sahne
2 TL gekörnte Gemüsebrühe
2 TL Speisestärke
Pfeffer

Zubereitung:

1. Zunächst die Kohlrabis schälen und kleinschneiden.
2. Die Pelle der Fleischwurst entfernen und die Wurst würfeln.
3. Das Wasser in einen Topf füllen, die Kohlrabistücke und die Gemüsebrühe einrühren und alles für 5 Minuten kochen.
4. Anschließend die Fleischwurst und die Erbsen hineingeben und weitere 10 Minuten köcheln lassen.
5. Die Sahne in ein Schälchen geben und die Speisestärke einrühren.
6. Die Sahnemischung in den Topf gießen, unterrühren und kurz aufkochen lassen.
7. Alles mit Pfeffer abschmecken.

Kohlrabi-Eintopf mit Mettwürstchen

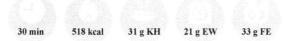

30 min   518 kcal   31 g KH   21 g EW   33 g FE

Zutaten für 4 Portionen:

500 g Kartoffeln
6 Kohlrabis
4 Mettwürstchen
125 ml Sahne
1 EL Mehl
Muskat
Salz und Pfeffer

Zubereitung:

1. Zunächst die Kartoffeln schälen und würfeln.
2. Die kleinen Kohlrabiblätter waschen und fein hacken.
3. Die Kohlrabis schälen und ebenfalls in Würfel schneiden.
4. 1 Liter Wasser in einen Topf füllen und die Mettwürstchen darin 5 Minuten kochen lassen.
5. Die Kartoffeln hinzufügen und nochmals 10 Minuten kochen.
6. Anschließend die Kohlrabistücke hinzugeben und für weitere 10 Minuten garen.
7. Mit Salz, Pfeffer und Muskat abschmecken.
8. Die Sahne in ein Schälchen geben, mit dem Mehl sowie etwas Salz, Pfeffer und Muskat verrühren und damit den Eintopf andicken.
9. Die Kohlrabiblätter in den Topf geben und nochmals 3 Minuten bei geringer Wärmezufuhr köcheln lassen.

Kartoffel-Rüben-Eintopf

30 min | 426 kcal | 32 g KH | 21 g EW | 23 g FE

Zutaten für 4 Portionen:

1 Steckrübe
5 Kartoffeln
1 Zwiebel
300 g Speck, durchwachsen
1 l Gemüsebrühe oder
Fleischbrühe
1 TL Butter
Petersilie, frisch
Kümmel, gemahlen
Salz und Pfeffer

Zubereitung:

1. Zunächst den Speck kleinschneiden, in einem Topf anbraten, mit etwas Brühe ablöschen und 10 Minuten kochen lassen.
2. Währenddessen die Kartoffeln schälen und würfeln.
3. Die Rübe schälen und ebenfalls in Würfel schneiden.
4. Die Zwiebel schälen, halbieren und hacken.
5. Die Petersilie putzen und ebenfalls hacken.
6. Kartoffeln und Rübe in den Topf geben und mit Brühe aufgießen, bis das Gemüse bedeckt ist.
7. Mit Salz, Pfeffer und Kümmel würzen und den Eintopf für 15 Minuten kochen lassen.
8. In der Zwischenzeit die Butter in einer Pfanne erhitzen und die Zwiebel darin glasig andünsten.
9. Den Eintopf mit Zwiebeln und Petersilie garnieren.

Kartoffel-Wirsing-Topf

    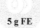

30 min | 318 kcal | 55 g KH | 11 g EW | 5 g FE

Zutaten für 4 Portionen:

800 g Kartoffeln
800 g Wirsing
4 Möhren
2 Zwiebeln
1 Liter Gemüsebrühe
4 EL Kochsahne, fettarm, 7 %
1 EL Olivenöl
4 EL gemischte Kräuter
1 Prise Muskat
Salz und Pfeffer

Zubereitung:

1. Zunächst die Kartoffeln schälen und würfeln.
2. Den Wirsing waschen und in Streifen schneiden.
3. Die Möhren schälen und in Scheiben schneiden.
4. Die Zwiebeln schälen, halbieren und hacken.
5. Die Kräuter putzen und ebenfalls hacken.
6. Öl in einem Topf erhitzen und die Zwiebeln darin andünsten.
7. Wirsing, Kartoffeln und Möhren hineingeben und anbraten.
8. Mit der Brühe ablöschen, den Kümmel einrühren und das Gemüse bei mittlerer Wärmezufuhr und geschlossenem Deckel für 20 Minuten garen lassen.
9. Zum Schluss die Sahne in den Eintopf rühren und mit den Kräutern, Muskat, Salz und Pfeffer abschmecken.

Gurkeneintopf mit Rinderhack

20 min **301 kcal** **27 g KH** **28 g EW** **8 g FE**

Zutaten für 2 Portionen:

200 g Kartoffeln
1 Salatgurke
1 Zwiebel
200 g fettarmes, feines
Rinderhack
500 m Gemüsebrühe
6 EL saure Sahne
1 Bund Dill
Paprikapulver
Salz und Pfeffer

Zubereitung:

1. Zunächst die Kartoffeln schälen und würfeln.
2. Die Zwiebel schälen, halbieren und hacken.
3. Den Dill putzen und hacken.
4. Die Gurke schälen und in Würfel schneiden.
5. Die Gemüsebrühe in einem Topf aufkochen, Kartoffeln und Zwiebeln hineingeben und 5 Minuten kochen.
6. Das Hackfleisch in die Brühe bröseln und die Gurke hineingeben.
7. Bei niedriger Wärmezufuhr für 5–10 Minuten garen lassen.
8. Die saure Sahne einrühren und mit Dill, Salz, Pfeffer und Paprikapulver abschmecken.

Kritharaki-Eintopf

 25 min **337 kcal** **58 g KH** **9 g EW** **7 g FE**

Zutaten für 2 Portionen:

120 g Kritharaki
1 Tomate
1 Paprikaschote
1 Zucchini
500 ml Gemüsebrühe
60 ml Kondensmilch, fettarm
2 TL Öl
Kräuter
Salz und Pfeffer

Zubereitung:

1. Als Erstes die Tomate waschen und in Würfel schneiden.
2. Die Paprika waschen, entkernen und ebenfalls würfeln.
3. Die Zucchini waschen, die Enden abschneiden und den Rest kleinschneiden.
4. Im Anschluss Öl in einem Topf erhitzen und Paprika und Zucchini darin anbraten.
5. Mit der Gemüsebrühe ablöschen und die Tomate zusammen mit den Kritharaki hinzugeben.
6. Bei mittlerer Wärmezufuhr für 15 Minuten garen.
7. Zum Schluss die Kondensmilch einrühren und mit Kräutern, Salz und Pfeffer abschmecken.

Brokkolieintopf

25 min 419 kcal 74 g KH 17 g EW 5 g FE

Zutaten für 2 Portionen:

500 g Brokkoli
1 Zwiebel
2 Spitzpaprika, rot
6 Kartoffeln
300 ml Mandelmilch
200 ml Gemüsebrühe
1 TL Öl

Zubereitung:

1. Zunächst den Brokkoli waschen und in Röschen teilen, den Strunk schälen und kleinschneiden.
2. Die Paprika waschen, entkernen und würfeln.
3. Die Kartoffeln schälen und ebenfalls in Würfel schneiden.
4. Die Zwiebel schälen, halbieren und hacken.
5. Öl in einem Topf erhitzen und die Zwiebel darin glasig andünsten.
6. Kartoffeln hinzugeben und anbraten.
7. Paprika und Brokkoli hinzugeben und kurz mitbraten.
8. Mit der Gemüsebrühe ablöschen und mit Mandelmilch auffüllen.
9. Bei mittlerer Wärmezufuhr und geschlossenem Deckel für 15 Minuten kochen.

Zucchini-Auberginen-Eintopf mit Rinderhack

25 min	300 kcal	24 g KH	34 g EW	7 g FE

Zutaten für 4 Portionen:

500 g Zucchini
500 g Auberginen
2 Zwiebeln
2 Knoblauchzehen
500 g fettarmes, feines Rinderhack
1 Dose Tomaten, stückig
½ Tube Tomatenmark
2 TL gekörnte Gemüsebrühe
Salz und Pfeffer

Zubereitung:

1. Zunächst die Zucchini waschen, die Enden entfernen und den Rest in Würfel schneiden.
2. Die Aubergine waschen, den Stiel abschneiden und den Rest würfeln.
3. Die Zwiebeln schälen, halbieren und hacken.
4. Den Knoblauch schälen und ebenfalls hacken.
5. Einen Topf erhitzen und das Rinderhack darin anbraten.
6. Zwiebeln und Knoblauch hinzugeben und mitbraten.
7. Das Tomatenmark einrühren und alles mit den stückigen Tomaten ablöschen.
8. Die Dose der Tomaten zweimal mit Wasser füllen und dieses ebenfalls in den Topf geben.
9. Mit Salz und Pfeffer abschmecken und Auberginen und Zucchini hineingeben.
10. Bei mittlerer Wärmezufuhr für 15 Minuten kochen und zum Schluss nochmals abschmecken.

Hackfleisch-Porree-Topf mit Nudeln

25 min   **684 kcal**   **79 g KH**   **33 g EW**   **24 g FE**

Zutaten für 4 Portionen:

350 g Hackfleisch, gemischt
500 g Nudeln
2 Zwiebeln
1 Stange Porree
500 g Tomaten, passiert
50 g Speck, durchwachsen
2 EL Butter
1 EL gekörnte Fleischbrühe
500 ml Wasser
Salz und Pfeffer

Zubereitung:

1. Die Zwiebeln schälen, halbieren und fein würfeln.
2. Den Porree putzen und in Ringe schneiden.
3. Den Speck in Würfel schneiden.
4. Butter in einem Topf erhitzen, den Speck darin auslassen, das Hackfleisch hinzugeben und krümelig anbraten.
5. Die Zwiebeln und den Porree in den Topf geben und mitbraten.
6. Mit den passierten Tomaten ablöschen und mit Wasser auffüllen.
7. Den Eintopf mit Salz und Pfeffer abschmecken und die Nudeln hineingeben.
8. Bei niedriger Wärmezufuhr für 15 Minuten köcheln lassen, dabei gelegentlich umrühren.
9. Zum Schluss den Eintopf nochmals mit Salz und Pfeffer abschmecken.

Rindfleischeintopf

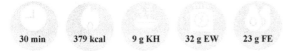

30 min | 379 kcal | 9 g KH | 32 g EW | 23 g FE

Zutaten für 4 Portionen:

600 g Rindfleisch
2 Möhren
1 Stange Porree
1 Paprikaschote, grün
2 Knoblauchzehen
250 ml Wasser
1 EL Tomatenmark
1 EL Öl
1 TL Paprikapulver, edelsüß
Salz und Pfeffer

Zubereitung:

1. Das Rindfleisch waschen, trockentupfen und in mundgerechte Stücke schneiden.
2. Die Möhren schälen und in Scheiben schneiden.
3. Den Porree putzen und in Ringe schneiden.
4. Die Paprika waschen, entkernen und in Streifen schneiden.
5. Den Knoblauch schälen und hacken.
6. Öl in einem Topf erhitzen und das Fleisch darin anbraten.
7. Die Paprika hinzugeben und kurz mitbraten, dann das restliche Gemüse und das Tomatenmark in den Topf geben.
8. Mit Paprikapulver, Salz und Pfeffer würzen und mit dem Wasser ablöschen.
9. Für ca. 15 Minuten köcheln lassen, bis Fleisch und Gemüse bissfest sind.

Tomaten-Zucchini-Eintopf

25 min   **243 kcal**   **44 g KH**   **9 g EW**   **3 g FE**

Zutaten für 4 Portionen:

6 Kartoffeln
1 Zwiebel
2 Möhren
2 Zucchini
2 Dosen Tomaten, stückig
1 TL gekörnte Gemüsebrühe
1 EL Kräuter
Salz und Pfeffer

Zubereitung:

1. Zunächst die Kartoffeln schälen und würfeln.
2. Die Zwiebel schälen, halbieren und hacken.
3. Die Möhren schälen und in Scheiben schneiden.
4. Die Zucchini waschen und in Würfel schneiden.
5. Im Anschluss Öl in einem Topf erhitzen und die Zwiebel darin glasig andünsten.
6. Die Kartoffeln hinzugeben und mitbraten.
7. Mit den Tomaten ablöschen und die Möhren hineingeben.
8. Nun mit Kräutern, Salz, Pfeffer und Gemüsebrühe würzen.
9. Bei mittlerer Wärmezufuhr für 10 Minuten köcheln lassen.
10. Die Zucchini hinzufügen und für weitere 5 Minuten mitkochen.

Kartoffel-Hackfleisch-Topf

25 min 255 kcal 21 g KH 13 g EW 12 g FE

Zutaten für 8 Portionen:

500 g Kartoffeln
1 Zucchini
2 Paprikaschoten, rot
1 kl. Dose Tomatenmark
500 g Hackfleisch, gemischt
1 Pck. Tomaten, passiert
1 Würfel Gemüsebrühe,
zerkleinert
1 EL Olivenöl
Paprikapulver
Salz und Pfeffer

Zubereitung:

1. Zunächst die Kartoffeln schälen und in Würfel schneiden.
2. Die Zucchini waschen, die Enden entfernen und den Rest ebenfalls würfeln.
3. Die Paprika waschen, entkernen und kleinschneiden.
4. Öl in einem Topf erhitzen und das Hackfleisch darin anbraten.
5. Mit den passierten Tomaten ablöschen und das Tomatenmark und den Brühwürfel einrühren.
6. Anschließend die Kartoffeln in den Topf geben und zum Kochen bringen.
7. Paprika und Zucchini hinzugeben, mit Paprikapulver, Salz und Pfeffer abschmecken und für 15 Minuten kochen lassen, bis die Kartoffeln gar sind.

Kartoffel-Wirsing-Eintopf

25 min   **189 kcal**   **32 g KH**   **7 g EW**   **3 g FE**

Zutaten für 5 Portionen:

1 kleiner Wirsing
1 Kohlrabi, mit Blättern
1 Stange Porree
1 Zwiebel
6 Kartoffeln
3 Möhren
500 ml Wasser
2 EL Butter
1 Würfel Gemüsebrühe
Salz und Pfeffer

Zubereitung:

1. Die äußeren Blätter des Wirsings entfernen, den Strunk herausschneiden und die Wirsingblätter kleinschneiden.
2. Den Kohlrabi schälen und in Würfel schneiden.
3. Den Porree putzen und in Ringe schneiden.
4. Die Kartoffeln schälen und würfeln.
5. Die Möhren schälen und in Scheiben schneiden.
6. Die Zwiebel schälen, halbieren und hacken.
7. Butter in einem Topf erhitzen und die Zwiebeln darin glasig andünsten.
8. Anschließend das restliche Gemüse hinzugeben und anbraten.
9. Mit Wasser ablöschen und bei mittlerer Wärmezufuhr für 15 Minuten garen.
10. Den Gemüsebrühwürfel einrühren und mit Salz und Pfeffer abschmecken.

Kartoffel-Paprika-Eintopf mit Hackfleisch

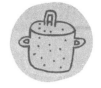

30 min | 511 kcal | 49 g KH | 28 g EW | 21 g FE

Zutaten für 4 Portionen:

750 g Kartoffeln
750 g Paprikaschoten, bunt
500 g Hackfleisch, gemischt
1 Zwiebel
750 ml Brühe
½ Bund Petersilie, glatt
1 TL Speisestärke
1 EL Crème fraîche
1 TL Paprikapulver, edelsüß
Salz und Pfeffer

Zubereitung:

1. Zunächst die Kartoffeln schälen und würfeln.
2. Die Paprika waschen, entkernen und in Streifen schneiden.
3. Die Zwiebel schälen, halbieren und fein hacken.
4. Die Petersilie putzen und hacken.
5. Öl in einem Topf erhitzen und das Hackfleisch darin krümelig anbraten.
6. Die Zwiebeln hinzugeben und mitbraten.
7. Nun Kartoffeln und Paprika in den Topf geben und ebenfalls mitbraten.
8. Mit der Brühe ablöschen und mit Paprikapulver, Salz und Pfeffer abschmecken.
9. Bei mittlerer Wärmezufuhr und geschlossenem Deckel für 20 Minuten garen.
10. Die Speisestärke mit etwas Wasser anrühren, zum Andicken in den Topf geben und nochmals mit den Gewürzen abschmecken.
11. Den Eintopf mit Petersilie bestreuen und mit einem Klecks Crème fraîche verfeinern.

Italienische Lasagnesuppe

25 min | 456 kcal | 45 g KH | 24 g EW | 18 g FE

Zutaten für 5 Portionen:

800 g Tomaten, stückig
1 Zwiebel
400 g Hackfleisch, gemischt
200 g Lasagneplatten
1 Liter Brühe
40 g Tomatenmark
10 g Olivenöl
1 EL Kräuter, z. B. Oregano,
Basilikum, Rosmarin etc.
50 g Reibekäse
Salz und Pfeffer

Zubereitung:

1. Die Zwiebel schälen, halbieren und würfeln.
2. Öl in einem Topf erhitzen und die Zwiebeln darin glasig dünsten.
3. Hackfleisch hineingeben und krümelig anbraten.
4. Mit Salz, Pfeffer und den Kräutern würzen und mit der Brühe ablöschen.
5. Anschließend die Tomaten hinzugeben, das Tomatenmark einrühren und bei niedriger Wärmezufuhr und geschlossenem Deckel für 10 Minuten garen.
6. Die Lasagneplatten in Stücke brechen und in den Topf geben.
7. Die Suppe für weitere 10 Minuten köcheln lassen, bis die Nudeln bissfest gegart sind.
8. Die Lasagnesuppe erneut mit Salz, Pfeffer und Kräutern abschmecken und mit dem Käse bestreuen.

Käse-Porree-Suppe

20 min   267 kcal   23 g KH   18 g EW   11 g FE

Zutaten für 4 Portionen:

2 Stangen Porree
1 Zwiebel
1 Knoblauchzehe
200 g Schmelzkäse
200 g Schmelzkäse mit
Kräutern
1 Liter Brühe
1 EL Kochsahne, fettarm, 7 %
1 TL Butter
Pfeffer

Zubereitung:

1. Den Porree putzen und in Ringe schneiden.
2. Die Zwiebel schälen, halbieren und würfeln.
3. Den Knoblauch schälen und hacken.
4. Butter in einem Topf erhitzen und Zwiebel zusammen mit Knoblauch darin andünsten.
5. Den Porree hinzugeben und anbraten.
6. Mit der Brühe ablöschen und den Schmelzkäse einrühren.
7. Die Suppe ca. 10 Minuten kochen, bis der Käse geschmolzen und der Porree gar ist.
8. Mit Pfeffer abschmecken und mit einem Schuss Sahne verfeinern.

Rote Linsen-Kokossuppe

30 min   **350 kcal**   **36 g KH**   **14 g EW**   **16 g FE**

Zutaten für 4 Personen:

400 ml Kokosmilch
700 ml Gemüsebrühe
180 g rote Linsen
1 Zwiebel
1 Knoblauchzehe
1 Möhre
2 TL Currypulver
2 EL Zitronensaft
2 Prisen Pfeffer
1 EL Rapsöl

Zubereitung:

1. Die Zwiebel und den Knoblauch schälen und würfeln.
2. Danach die Paprika waschen, entkernen und kleinschneiden.
3. Die Möhre waschen und in Scheiben schneiden.
4. Im Anschluss Öl in einem Topf erhitzen und Zwiebel, Knoblauch und das Currypulver darin etwa 1 Minute andünsten.
5. Währenddessen die Linsen in einem Sieb waschen, abtropfen lassen und mit Paprika und Möhre zu Zwiebel, Knoblauch und Currypulver in den Topf geben.
6. Mit der Gemüsebrühe ablöschen, Kokosmilch hinzugießen und aufkochen.
7. 20 Minuten leicht köcheln lassen, bis die Linsen zerfallen und das Gemüse weich ist.
8. Die Suppe nun pürieren und durch ein Sieb fein passieren.
9. Zum Schluss die Suppe mit Zitronensaft und Pfeffer würzen.

Süßkartoffel-Kichererbsen-Suppe

 30 min   170 kcal   20 g KH   5 g EW   7 g FE

Zutaten 4 Portionen:

100 g Süßkartoffeln
240 g Kichererbsen
200 ml Sojasahne
1 Zwiebel
1 Knoblauchzehe
400 ml Wasser
1 Brühwürfel
1 EL Zitronensaft
Salz und Pfeffer
1 EL Rapsöl

Zubereitung:

1. Als Erstes die Zwiebel schälen, halbieren und würfeln.
2. Den Knoblauch schälen und hacken.
3. Die Süßkartoffeln schälen und ebenfalls in Würfel schneiden.
4. Öl in einem Topf erhitzen und Zwiebel und Knoblauch darin andünsten.
5. Die Kartoffelwürfel ebenfalls hineingeben und anrösten.
6. Nun den Brühwürfel hinzufügen und mit 400 ml Wasser ablöschen.
7. Kichererbsen dazugeben und die Suppe für 20 Minuten kochen lassen.
8. Anschließend Sojasahne und Zitronensaft hinzufügen.
9. Die Suppe gut pürieren und mit Salz und Pfeffer abschmecken.

Champignoncremesuppe

25 min   157 kcal   19 g KH   5 g EW   7 g FE

Zutaten 2 Portionen:

100 g Champignons
400 ml Wasser
20 ml Sojasahne
1 Brühwürfel
1 Zwiebel
1 Knoblauchzehe
1 EL Rapsöl
3 EL Mehl
1 Prise Muskat
1 Prise Pfeffer

Zubereitung:

1. Als Erstes die Zwiebel schälen, halbieren und würfeln.
2. Den Knoblauch schälen und hacken.
3. Die Champignons putzen und zerkleinern.
4. Im Anschluss das Öl in einem Topf erhitzen und Zwiebel und Knoblauch darin andünsten.
5. Die Champignons hinzugeben und anbraten.
6. Nun das Mehl in den Topf geben und anschwitzen.
7. Den Brühwürfel und das Wasser dazugeben.
8. Die Suppe 10 Minuten köcheln lassen und dabei stetig umrühren.
9. Anschließend pürieren und mit Pfeffer und Muskat abschmecken.
10. Zum Schluss die Sojasahne dazugeben.

Kartoffelsuppe mit Porree

25 min | **132 kcal** | **19 g KH** | **5 g EW** | **3 g FE**

Zutaten 4 Portionen:

700 ml Wasser
1 Brühwürfel
3 Kartoffeln
1 Zwiebel
2 Stangen Porree
1 Möhre
3 EL Hefeflocken
2 TL Kurkuma
1 TL Senf
1 EL Rapsöl

Zubereitung:

1. Zunächst die Zwiebel schälen, halbieren und würfeln.
2. Die Kartoffeln schälen und ebenfalls in Würfel schneiden.
3. Den Porree putzen und in Ringe schneiden.
4. Die Möhre schälen und in Scheiben schneiden.
5. Im Anschluss das Öl in einem Topf erhitzen und das Gemüse darin andünsten.
6. Brühwürfel und Wasser dazugeben und 15 Minuten köcheln lassen.
7. Mit Hefeflocken, Kurkuma und Senf abschmecken.

Spargelcremesuppe

30 min **211 kcal** **10 g KH** **6 g EW** **16 g FE**

Zutaten für 4 Portionen:

500 g Spargel, weiß
650 ml Hühnerbrühe
250 ml Milch
1 EL Butter
30 g Weizenmehl
150 g Crème fraîche
Salz und Pfeffer

Zubereitung:

1. Zuerst den Spargel schälen und kleinschneiden.
2. Butter in einem Topf erhitzen und den Spargel darin anbraten.
3. Das Mehl hinzugeben und mit 250 ml Brühe und der Milch ablöschen, dabei immer wieder umrühren.
4. Die restliche Brühe nach und nach in den Topf geben und die Suppe bei mittlerer Wärmezufuhr für 20 Minuten kochen. Dabei gelegentlich umrühren.
5. Zum Schluss die Suppe mit Salz und Pfeffer abschmecken und mit einem Klecks Crème fraîche garniert servieren.

Spinat-Spargel-Suppe

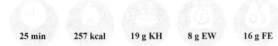

25 min   257 kcal   19 g KH   8 g EW   16 g FE

Zutaten für 4 Portionen:

250 g Blattspinat
1 kg Spargel, grün
200 g Kartoffeln,
mehligkochend
1 Zwiebel
1 Knoblauchzehe
1 l Gemüsebrühe
1 EL Olivenöl
150 g Crème légère
etwas Muskat
Salz und Pfeffer

Zubereitung:

1. Den Spinat waschen und kleinschneiden. Kurz in kochendes Salzwasser geben und abgießen.
2. Nun den Spargel waschen und kleinschneiden.
3. Die Zwiebel schälen, halbieren und würfeln.
4. Den Knoblauch schälen und fein hacken.
5. Die Kartoffeln schälen und in Würfel schneiden.
6. Öl in einem Topf erhitzen und die Zwiebeln zusammen mit dem Knoblauch darin andünsten.
7. Den Spargel zusammen mit den Kartoffeln hineingeben und kurz anbraten.
8. Mit der Gemüsebrühe ablöschen und für 15 Minuten bei mittlerer Wärmezufuhr köcheln lassen.
9. Etwas von der Gemüsebrühe mit einer Schöpfkelle aus dem Topf nehmen und zusammen mit dem Spinat in einem Mixer pürieren.
10. Die Suppe mit einem Pürierstab pürieren und den Spinat hineingeben.
11. Mit Salz, Pfeffer und Muskat abschmecken und jeweils einen Klecks Crème légère hinzugeben.

Salate

Bei Salaten wird es hin und wieder kritisch, wenn Kinder zum Essen begeistert werden sollen. Entweder ist das Gemüse zu grün oder der Salat zu groß. Deswegen ist es wichtig, die Salate mit kleinen Details anzureichern, die Kindern eine Freude bereiten. Darauf wurde in den folgenden 15 Rezepten Wert gelegt. So werden Salate mit Hähnchen um die Frucht Mango ergänzt, Zucchini-Salate um die allseits beliebten Erdbeeren und der Apfel-Avocado-Salat um Rosinen und Nüsse. Durch die fruchtigen und anderweitig kindgerechten Zutaten werden aber auch Erwachsene begeistert. Denn ein fruchtiger Salat ist für gewöhnlich in sämtlichen Altersklassen beliebt. Falls Sie es nicht so fruchtig mögen, dann können Sie die Früchte auch als eine optionale Zutat auf den Tisch stellen, sodass jedes Familienmitglied seinen Salat entsprechend ergänzen kann. Denn Salate lassen sich denkbar einfach variieren und zusammenstellen. Überzeugen Sie sich selbst und probieren Sie es aus!

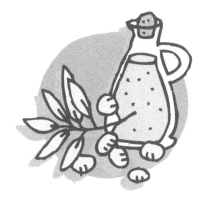

Linsensalat

20 min **371 kcal** **39 g KH** **17 g EW** **15 g FE**

Zutaten für 4 Portionen:

200 g rote Linsen
4 Tomaten
2 Knoblauchzehen
2 Zwiebeln
600 ml Gemüsebrühe
2 EL Zitronensaft
4 EL Olivenöl
Salz und Pfeffer
2 TL Petersilie

Zubereitung:

1. Die Gemüsebrühe in einen Topf geben und die Linsen 10 Minuten darin kochen.
2. Währenddessen die Tomaten waschen und in Stücke schneiden.
3. Die Petersilie waschen und hacken.
4. Die Zwiebeln schälen, halbieren und in feine Würfel schneiden.
5. Den Knoblauch schälen und fein hacken.
6. Zwiebeln und Knoblauch mit Zitronensaft, Öl, Salz und Pfeffer in eine Schüssel geben und zu einem Dressing verrühren.
7. Die Linsen abgießen, dabei die Brühe auffangen und die Linsen zum Abkühlen in eine Schüssel umfüllen.
8. Anschließend die Tomaten zu den Linsen geben, mit dem Dressing und etwas Gemüsebrühe übergießen und gut vermengen.
9. Zum Schluss mit der Petersilie garnieren.

Bulgursalat

| 30 min | 301 kcal | 34 g KH | 6 g EW | 15 g FE |

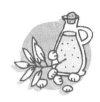

Zutaten für 4 Portionen:

150 g Bulgur
4 Tomaten
2 Zitronen
2 Stangen Frühlingszwiebeln
2 Bund Petersilie
½ Bund Minze
300 ml Wasser
4 EL Olivenöl
Salz und Pfeffer

Zubereitung:

1. Zunächst das Wasser zum Kochen bringen, den Bulgur in eine Schale geben und mit dem kochenden Wasser übergießen.
2. 25 Minuten quellen lassen.
3. Währenddessen die Frühlingszwiebeln putzen und in Ringe schneiden.
4. Die Tomaten waschen und in Stücke schneiden.
5. Die Zitronen auspressen.
6. Petersilie und Minze putzen und hacken.
7. Alles zusammen mit dem Bulgur und dem Olivenöl in eine Schüssel geben und gut vermengen.
8. Zum Schluss mit Salz und Pfeffer abschmecken

Spargelsalat mit Hähnchen und Mango

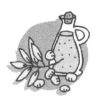

20 min **345 kcal** **12 g KH** **29 g EW** **19 g FE**

Zutaten für 4 Portionen:

500 g Spargel, weiß
1 Kopf Romana-Salat
1 Mango
2 Hähnchenbrüste
1 rote Zwiebel
3 Stiele Blattpetersilie
1 Bund Schnittlauch
3 EL Himbeeressig
6 EL Sonnenblumenöl
Salz und Pfeffer

Zubereitung:

1. Als Erstes den Spargel schälen, die holzigen Enden entfernen und den Rest kleinschneiden.
2. Den Spargel in einem Topf mit Salzwasser für 7–10 Minuten bissfest kochen.
3. Währenddessen die Mango schälen, den Stein entfernen und das Fruchtfleisch in Spalten schneiden.
4. Den Romana-Salat waschen, trocknen und kleinschneiden.
5. Die Hähnchenbrüste waschen, trockentupfen und mit Salz und Pfeffer würzen. Anschließend in Scheiben schneiden.
6. 2 EL Öl in einer Pfanne erhitzen und die Hähnchenbrüste darin anbraten. Herausnehmen und warmstellen.
7. Nun die Zwiebel schälen, halbieren und in Ringe schneiden. In die Pfanne geben und andünsten.
8. Mit dem Essig ablöschen, das restliche Öl hineingeben und mit Salz und Pfeffer abschmecken.
9. Die Petersilie und den Schnittlauch waschen, fein hacken und zum Dressing in die Pfanne geben.
10. Den Romana-Salat in einer Schüssel anrichten und Spargel, Mango und Hähnchen darauf verteilen.
11. Mit dem Dressing beträufeln und servieren.

Gurkensalat

30 min   143 kcal   13 g KH   4 g EW   8 g FE

Zutaten für 4 Portionen:

2 Salatgurken
1 Becher Sauerrahm
1 EL Öl
4 EL Balsamico
1 Zwiebel
2 Knoblauchzehen
1 Bund Dill
Salz

Zubereitung:

1. Als Erstes die Gurken gut waschen und in dünne Scheiben schneiden.
2. Die Gurkenscheiben mit Salz bestreuen und 20 Minuten entwässern lassen.
3. Währenddessen die Zwiebel und den Knoblauch schälen und fein hacken.
4. Den Dill putzen und ebenfalls fein hacken.
5. Sauerrahm, Balsamico und Öl in eine Schüssel geben und mit Zwiebel, Knoblauch und Dill verrühren.
6. Die Gurken gut ausdrücken, zum Sauerrahmdressing geben, gut verrühren und anschließend etwas ziehen lassen.

Pfirsich-Mozzarella-Salat

     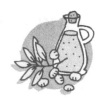

10 min **181 kcal** **12 g KH** **6 g EW** **12 g FE**

Zutaten für 4 Portionen:

3 Pfirsiche
90 g Mozzarella
6 Tomaten
4 TL Olivenöl
6 Blätter Basilikum
Salz und Pfeffer

Zubereitung:

1. Zunächst die Pfirsiche waschen, entsteinen und in Stücke schneiden.
2. Die Tomaten waschen und in Würfel schneiden.
3. Den Mozzarella ebenfalls würfeln.
4. Nun noch das Basilikum putzen und grob hacken.
5. Zum Schluss die Pfirsiche zusammen mit Tomaten, Mozzarella, Basilikum und Olivenöl in eine Schüssel geben und vermengen.
6. Mit Salz und Pfeffer abschmecken und servieren.

Apfel-Avocado-Salat mit Rosinen und Nüssen

| 10 min | 328 kcal | 15 g KH | 4 g EW | 27 g FE |

Zutaten für 4 Portionen:

2 Äpfel
2 Avocados
2 EL Rosinen
2 EL Nüsse
4 EL Mayonnaise, fettarm
2 Stangen Staudensellerie
Salz und Pfeffer
2 TL Petersilie

Zubereitung:

1. Zunächst die Äpfel waschen, entkernen und in Scheiben schneiden.
2. Den Sellerie waschen und ebenfalls in Scheiben schneiden.
3. Die Nüsse hacken.
4. Die Avocados halbieren, entsteinen, das Fruchtfleisch aus der Schale lösen und kleinschneiden.
5. Im Anschluss Apfelscheiben mit Rosinen, Nüssen und Sellerie in eine Schüssel geben und die Mayonnaise einrühren.
6. Das Avocadofruchtfleisch zum Salat hinzufügen und mit Salz, Pfeffer und Petersilie abschmecken.

Avocado-Hüttenkäse-Salat

10 min **347 kcal** **9 g KH** **13 g EW** **27 g FE**

Zutaten für 4 Portionen:

300 g Hüttenkäse
2 Avocados
2 Bund Radieschen
2 Paprika
1 Zitrone
Salz und Pfeffer

Zubereitung:

1. Zuerst die Zitrone auspressen.
2. Die Avocados halbieren, den Stein entfernen und das Fruchtfleisch mit einem Löffel aus der Schale lösen.
3. Das Fruchtfleisch würfeln und mit dem Zitronensaft beträufeln.
4. Anschließend die Radieschen waschen und in Scheiben schneiden.
5. Die Paprika waschen, entkernen und in Streifen schneiden.
6. Das Gemüse mit dem Hüttenkäse vermengen, mit Salz und Pfeffer abschmecken und servieren.

Pastinaken-Kohlrabi-Salat

| 15 min | 224 kcal | 27 g KH | 3 g EW | 11 g FE |

Zutaten für 3 Portionen:

2 Pastinaken
1 Kohlrabi
1 Apfel
3½ EL Zitronensaft
6 EL Kochsahne, fettarm, 7 %
2 EL Olivenöl
1 Bund Petersilie

Zubereitung:

1. Zunächst die Pastinaken, den Ingwer und den Kohlrabi schälen.
2. Den Apfel schälen, vierteln und entkernen.
3. Die Petersilie putzen und hacken.
4. Pastinaken, Kohlrabi, Ingwer und Apfel fein reiben.
5. Den Apfel mit etwas Zitronensaft beträufeln, damit er nicht braun wird.
6. Aus 2 EL Zitronensaft, Kochsahne, Olivenöl und Petersilie ein Dressing herstellen.
7. Pastinaken, Kohlrabi und Apfel zusammen mit dem Ingwer in eine Schüssel geben und mit dem Dressing vermischen.

Rucolasalat mit Erdbeeren

10 min **97 kcal** **10 g KH** **2 g EW** **5 g FE**

Zutaten für 4 Portionen:

100 g Rucola
400 g Erdbeeren
12 Blätter Basilikum
4 EL Orangensaft
2 EL Apfelessig, naturtrüb
2 EL Traubenkernöl
1 Prise Zucker
Salz und Pfeffer

Zubereitung:

1. Die Erdbeeren gut waschen, das Grün entfernen und sie in Scheiben schneiden.
2. Nun die groben Stiele des Rucola entfernen und den Rest gründlich waschen und trockenschleudern.
3. Aus Orangensaft, Apfelessig, Zucker, Traubenkernöl, Salz und Pfeffer ein Dressing anrühren.
4. Rucola und Erdbeeren zusammen mit dem Basilikum in einer Schüssel anrichten und mit dem Dressing vermengen.

Apfel-Sellerie-Salat

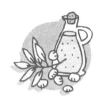

10 min	162 kcal	14 g KH	6 g EW	8 g FE

Zutaten für 4 Portionen:

240 g Knollensellerie
2 Möhren
2 Äpfel
3 Passionsfrüchte
1 Schalotte
320 g Sojajoghurt
4 EL Walnüsse
2 EL Liebstöckel
4 TL Apfelessig
Salz und Pfeffer

Zubereitung:

1. Zunächst den Sellerie, die Möhren und die Äpfel schälen und raspeln.
2. Die Passionsfrüchte halbieren und das Fruchtfleisch mit einem Löffel herauslösen.
3. Die Schalotte schälen und fein hacken.
4. Die Walnüsse ebenfalls hacken.
5. Den Liebstöckel putzen und grob zerkleinern.
6. Nun Joghurt, Apfelessig und Liebstöckel in ein Rührgefäß geben und vermengen. Das Dressing mit Salz und Pfeffer abschmecken.
7. Sellerie, Möhre, Apfel, Passionsfrucht und Zwiebel in eine Schüssel geben, mit dem Dressing anmachen und mit den Walnüssen bestreuen.

Glasnudelsalat

15 min | **255 kcal** | **42 g KH** | **5 g EW** | **7 g FE**

Zutaten für 4 Portionen:

120 g Glasnudeln
80 g grüne Bohnen
2 Paprika, gelb
4 Tomaten
1 Gurke
4 Schalotte
4 EL Cashewkerne, geröstet
4 EL Sojasauce
4 TL Agavendicksaft
4 Limetten

Zubereitung:

1. Die Glasnudeln mit heißem Wasser übergießen und für 5 Minuten ziehen lassen.
2. Währenddessen die Bohnen waschen und kleinschneiden.
3. Die Limetten waschen, die Schale dünn abreiben und den Saft auspressen.
4. Die Paprika waschen, entkernen und in Streifen schneiden.
5. Die Tomaten waschen und vierteln.
6. Die Gurke waschen und in Scheiben schneiden.
7. Die Schalotten schälen, halbieren und hacken.
8. Sojasauce, Agavendicksaft, Limettensaft und -abrieb in ein Rührgefäß geben und zu einem Dressing verrühren.
9. Die Glasnudeln abgießen und mit dem Gemüse vermischen. Mit dem Dressing anrichten und mit den Cashewkernen bestreuen.

Rotkohlsalat mit Birne

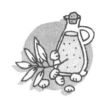

10 min   150 kcal   11 g KH   3 g EW   10 g FE

Zutaten für 4 Portionen:

240 g Rotkohl
1 Birne
2 Schalotten
1 Möhre
4 Feigen
8 EL Sojajoghurt
4 EL Zitronensaft
4 EL Walnussöl
4 EL Petersilie
Salz und Pfeffer

Zubereitung:

1. Als Erstes den Rotkohl waschen und in Streifen schneiden.
2. Die Birne schälen, entkernen und würfeln.
3. Die Schalotten schälen, halbieren und hacken.
4. Die Möhre schälen und raspeln.
5. Die Feigen vierteln und mit Rotkohl, Birne, Schalotten und Möhre in eine Schüssel geben.
6. Die Petersilie putzen und hacken.
7. Im Anschluss Sojajoghurt, Zitronensaft, Walnussöl, Petersilie, Salz und Pfeffer in ein Rührgefäß geben und zu einem Dressing vermischen.
8. Den Salat mit dem Dressing anmachen und servieren.

Kartoffel-Brokkoli-Salat

     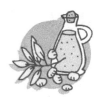

30 min **371 kcal** **64 g KH** **12 g EW** **7 g FE**

Zutaten für 4 Portionen:

600 g Brokkoli
1280 g Kartoffeln, festkochend
4 TL Kräuterfrischkäse
8 EL Weißweinessig
4 TL Weizenkeimöl
4 EL Sauerrahm
Salz und Pfeffer

Zubereitung:

1. Zunächst die Kartoffeln kochen, je nach Größe 20–25 Minuten. Anschließend pellen und in Scheiben schneiden.
2. Währenddessen den Brokkoli waschen, in Röschen teilen und in einem Topf mit gesalzenem Wasser ca. 5 Minuten bissfest garen.
3. Aus Essig, Öl, Sauerrahm, Frischkäse, Salz und Pfeffer ein Dressing herstellen und über Brokkoli und Kartoffeln geben.

Blumenkohlsalat

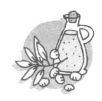

30 min	364 kcal	8 g KH	7 g EW	33 g FE

Zutaten für 2 Portionen:

400 g Blumenkohl
4 EL Olivenöl
4 EL Zitronensaft
3 EL Wasser
1 EL Mandelmus
1 TL Senf, mittelscharf
1 Prise Kreuzkümmel
1 Prise Kurkuma
4 Stängel Koriander
Salz

Zubereitung:

1. Zunächst den Blumenkohl waschen, in Röschen teilen und in einem Topf mit gesalzenem Wasser ca. 10 Minuten bissfest garen.
2. Anschließend den Blumenkohl abgießen und abkühlen lassen.
3. Währenddessen Olivenöl, Zitronensaft, Mandelmus, Wasser und Senf in einen Mixer geben und pürieren.
4. Das Dressing mit Salz, Kurkuma und Kreuzkümmel abschmecken, damit den Blumenkohl anmachen und für ca. 15 Minuten einziehen lassen.
5. In der Zwischenzeit den Koriander waschen, hacken und zum Schluss über den Salat streuen.

Erdbeer-Zucchini-Salat

20 min **262 kcal** **6 g KH** **2 g EW** **21 g FE**

Zutaten für 4 Portionen:

200 g Erdbeeren
2 Zucchini
1 Bund Kerbel
6 EL Apfelsaft
6 EL Olivenöl
Salz und Pfeffer

Zubereitung:

1. Zuerst die Zucchini waschen und in Scheiben schneiden.
2. Die Erdbeeren waschen, das Grün entfernen und sie ebenfalls in Scheiben schneiden.
3. Wasser in einen Topf geben, leicht salzen und zum Kochen bringen.
4. Die Zucchinischeiben darin für eine Minute kochen und anschließend kalt abschrecken.
5. Zucchini- und Erdbeerscheiben auf einem Teller drapieren.
6. Aus Apfelsaft, Öl, Salz und Pfeffer ein Dressing mischen und Zucchini und Erdbeeren damit beträufeln.
7. Den Kerbel waschen, fein hacken und über den Salat streuen.

Snacks

Wie haben Sie bisher in Ihrer Familie den Begriff „Snack" definiert: Als Süßigkeit für zwischendurch? Als Rechtfertigung für den Gang zum Kühlschrank um Mitternacht? Als einen kleinen Obst- oder Gemüseteller auf dem Wohnzimmertisch, von dem sich jede Person bedienen konnte? Familien definieren den Begriff „Snack" verschieden. Mithilfe der nachfolgenden 20 Rezepte lernen Sie Snacks auf eine völlig neue Art und Weise kennen. Neben einigen klassischen Snack-Varianten, wie dem Müsliriegel, den Chips und den Kokosbällchen, erwartet Sie zum Teil sogar große Kunst:

- Versuchen Sie es mit **süßer Bruschetta**!
- Richten Sie ein herrliches sommerliches **Carpaccio** an!
- Kreieren Sie mit dem **grünen Spargel mit Mango-Ingwer-Dip** einen exquisiten Snack!
- Erfinden Sie die Brezel neu - in Form der **Spargelbrezel mit Honig-Senf-Dip**!

Die nachfolgenden Snack-Rezepte werden Ihr Verständnis für kleine Zwischenspeisen bzw. Snacks neu definieren - und Ihre Kinder werden begeistert sein!

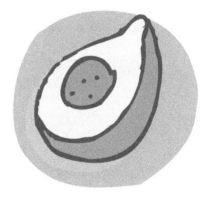

Spargelbrezel mit Honig-Senf-Dip

25 min　**518 kcal**　**57 g KH**　**13 g EW**　**25 g FE**

Zutaten für 4 Portionen:

4 Laugenbrezelrohlinge, TK
8 Spargelstangen, weiß
20 g Butter
100 g Senf, mittelscharf
150 g Crème fraîche
40 g Honig
1 EL glatte Petersilie
Zucker
Salz und Pfeffer

Zubereitung:

1. Zunächst den Ofen auf 200 °C vorheizen und ein Backblech mit Backpapier auslegen.
2. Die Brezelrohlinge auftauen lassen.
3. Die Petersilie putzen und hacken.
4. Währenddessen den Spargel schälen und in einem Topf 1 l Wasser mit 1½ TL Salz und ½ TL Zucker zum Kochen bringen. Den Spargel darin 7 Minuten kochen lassen.
5. Anschließend die Rohlinge zu einem langen Strang auseinanderfalten und jeden Strang in jeweils zwei Hälften teilen.
6. Beginnend mit dem dicken Ende der Teigstränge die Spargelröllchen umwickeln und mit den Nahtstellen nach unten auf das Backblech legen.
7. Die Butter schmelzen lassen und die Spargelröllchen damit einstreichen.
8. Für 8 Minuten im Backofen backen.
9. Währenddessen Senf, Honig, Crème fraîche und Petersilie miteinander vermengen und mit Salz und Pfeffer abschmecken.
10. Die Spargelröllchen mit dem Dip anrichten und servieren.

Grüner Spargel mit Mango-Ingwer-Dip

15 min   322 kcal   24 g KH   9 g EW   20 g FE

Zutaten für 4 Portionen:

1½ kg Spargel, grün
2 Mangos
1 Limette
150 g Crème légère
40 g Ingwer
3 EL Speiseöl
etwas Puderzucker
Salz

Zubereitung:

1. Zunächst den Spargel waschen, Öl in einer Pfanne erhitzen und den Spargel darin anbraten.
2. Den Spargel mit Salz und Puderzucker bestreuen und bei mittlerer Wärmezufuhr für 5 Minuten garen.
3. Währenddessen die Mangos schälen, entsteinen und eine der Mangos in Würfel schneiden.
4. Die zweite Mango kleinschneiden und zusammen mit der Crème légère im Mixer pürieren.
5. Den Ingwer schälen und fein reiben.
6. Die Limette waschen, die Schale dünn abschälen und fein hacken. Die Limette auspressen.
7. Die Mangowürfel mit Ingwer, Limettenzesten und der pürierten Mango vermengen und mit Salz und 2 EL Limettensaft abschmecken.
8. Den Spargel zusammen mit dem Mango-Ingwer-Dip anrichten und servieren.

Carpaccio aus weißem Spargel

20 min **211 kcal** **1 g KH** **5 g EW** **16 g FE**

Zutaten für 4 Portionen:

500 g Spargel, weiß
200 g Himbeeren
6 Radieschen
2 TL Honig
1 EL Olivenöl
1 EL Himbeeressig
150 g Crème fraîche
1 EL gehobelter Parmesan
Salz

Zubereitung:

1. Zunächst den Spargel schälen und die Stangen in dünne Streifen schneiden.
2. Die Spargelstreifen mit Zucker und Salz bestreuen und für 5 Minuten einziehen lassen.
3. Währenddessen die Himbeeren putzen.
4. Die Radieschen waschen und in Würfel schneiden.
5. Öl in einem Topf erhitzen und die Radieschen darin anbraten. Essig und Honig hinzugeben und für 5 Minuten kochen lassen.
6. Die Himbeeren, bis auf ein paar für die Dekoration, zusammen mit Crème fraîche in den Topf geben und pürieren.
7. Die Creme mit Salz und Pfeffer abschmecken und abkühlen lassen.
8. Anschließend die Creme auf einem großen Teller oder einer Platte verteilen, den Spargel darauf anrichten und mit Parmesan und Himbeeren garnieren. Zum Schluss mit etwas Öl beträufeln.

Spargel-Basilikum-Baguette

    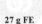

15 min   491 kcal   45 g KH   13 g EW   27 g FE

Zutaten für 4 Portionen:

1 Baguette
500 g Spargel, weiß
50 g Pinienkerne
3 EL Balsamico Bianco
3 EL Olivenöl
3 EL Basilikum
125 g Crème légère
2 TL Zucker
1 TL Salz

Zubereitung:

1. Als Erstes das Baguette in 25 Scheiben schneiden.
2. Den Spargel schälen und kleinschneiden.
3. Das Basilikum waschen und hacken.
4. Das Baguette in einer Pfanne von beiden Seiten anrösten.
5. Anschließend Öl in dieser Pfanne erhitzen und Spargel, Pinienkerne, Salz und Zucker darin 3 Minuten anbraten.
6. Die Pfanne vom Herd nehmen und Crème légère, Balsamico und Basilikum einrühren.
7. Nun die Pfannenmischung auf den Baguettescheiben verteilen und servieren.

Spargel mit Schnittlauch-Dressing

30 min **233 kcal** **15 g KH** **15 g EW** **12 g FE**

Zutaten für 4 Portionen:

2½ kg Spargel, weiß
3 l Wasser
3 Bund Schnittlauch
80 ml Spargelsud
3 EL Essig
1 Prise Zucker
3 EL ml Öl
3 EL Fleischbrühe
1 TL Zitronensaft
Salz und Pfeffer

Zubereitung:

1. Als Erstes den Spargel schälen und die holzigen Enden entfernen.
2. Den Spargel in einem Topf mit gesalzenem und gezuckertem Wasser für 15–25 Minuten garen.
3. Währenddessen Essig, Zitronensaft, etwas Spargelsud, Öl und Fleischbrühe vermischen.
4. Nun den Schnittlauch waschen und in Röllchen schneiden. Unter das Dressing rühren und mit Salz und Pfeffer abschmecken.
5. Den Spargel abgießen, auf Tellern anrichten und mit dem Dressing beträufeln.

Gefüllte Eier

20 min	361 kcal	14 g KH	12 g EW	27 g FE

Zutaten für 4 Portionen:

8 Eier
2 Avocados
80 g Frühlingszwiebeln
4 EL Limettensaft
4 EL Senf
Salz und Pfeffer
Chiliflocken
etwas Schnittlauch

Zubereitung:

1. Zuerst die Eier ca. 10 Minuten hart kochen und mit kaltem Wasser abschrecken.
2. Währenddessen die Avocados halbieren, entsteinen und das Fruchtfleisch mit einem Löffel herauslösen.
3. Das Fruchtfleisch zusammen mit Senf und Limettensaft in eine Schüssel geben und mit einer Gabel zerdrücken.
4. Nun Schnittlauch und Frühlingszwiebeln fein hacken und zur Avocado geben.
5. Die Eier pellen und halbieren.
6. Das Eigelb mit einem Löffel entfernen und mit der Avocado vermischen.
7. Mit Salz, Pfeffer und Chiliflocken abschmecken.
8. Die Mischung in einen Spritzbeutel füllen und in die ausgehöhlten Eier spritzen.

Tomate-Mozzarella

15 min | 393 kcal | 14 g KH | 14 g EW | 30 g FE

Zutaten für 4 Portionen:

250 g Mozzarella
16 kleine Tomaten
etwas frisches Basilikum
5 EL Balsamico
5 EL Olivenöl
4 Knoblauchzehen
Salz und Pfeffer

Zubereitung:

1. Zunächst die Tomaten waschen, den Strunk entfernen und sie in Scheiben schneiden.
2. Den Mozzarella ebenfalls in Scheiben schneiden und das Basilikum kleinhacken.
3. Nun den Knoblauch schälen und fein hacken.
4. Knoblauch, Balsamico, Olivenöl, Salz und Pfeffer zu einem Dressing verarbeiten.
5. Tomaten und Mozzarella abwechselnd auf einem Teller anrichten, mit dem Basilikum bestreuen und mit dem Dressing beträufeln.

Zucchinibällchen

30 min | 300 kcal | 13 g KH | 22 g EW | 17 g FE

Zutaten für 4 Portionen:

900 g Zucchini
1 Zitrone
4 Eier
3 EL Mandelmehl
120 g Käse, gerieben
2 Zwiebeln
2 EL Öl
Salz und Pfeffer

Zubereitung:

1. Zunächst die Zucchini waschen und die Enden abschneiden.
2. Mit einer Reibe die Zucchini fein raspeln.
3. Im Anschluss die Zitrone auspressen.
4. Den Zitronensaft zu den Zucchiniraspeln geben, mischen und mit Salz abschmecken.
5. Anschließend für 15 Minuten durchziehen lassen.
6. Währenddessen die Zwiebeln schälen und fein hacken.
7. In eine Schüssel geben und mit Käse, Eiern und Mandelmehl verrühren.
8. Nun die Zucchini ausdrücken und zum Teig geben. Alles gut vermischen.
9. Mit Salz abschmecken und aus dem Teig kleine Bällchen formen.
10. Öl in einer Pfanne erhitzen und die Zucchinibällchen darin von allen Seiten gut anbraten.

Kräuter-Knoblauch-Butter

10 min | 213 kcal | 4 g KH | 1 g EW | 21 g FE

Zutaten für 4 Portionen:

125 g Butter
1 Knoblauchzehe
1 Zwiebel
1 Bund gemischte Kräuter
1 EL Zitronensaft
½ TL Kräutersalz

Zubereitung:

1. Als Erstes die Zwiebel schälen und hacken.
2. Den Knoblauch schälen und fein hacken.
3. Die Kräuter gut putzen und ebenfalls hacken.
4. Butter in eine Schüssel geben und mit einem Schneebesen schaumig schlagen.
5. Knoblauch, Zwiebeln und Kräuter gut untermischen und die Butter bis kurz vor dem Servieren in den Kühlschrank stellen.

Würzige Käsechips

 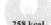 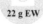

10 min | 258 kcal | 4 g KH | 22 g EW | 17 g FE

Zutaten für 1 Portion:

60 g Parmesan, fein gerieben
1 Msp. Paprikapulver, rosenscharf
1 TL Rosmarin

Zubereitung:

1. Zunächst ein Backblech mit Backpapier auslegen und den Ofen auf 200 °C vorheizen.
2. Rosmarin fein hacken.
3. Den Parmesan mit Paprika und Rosmarin vermischen und mit einem Löffel in kleinen Häufchen auf dem Backblech verteilen.
4. Abstand zwischen den Portionen halten, da der Käse zerläuft.
5. Die Chips 4 Minuten lang kross backen.

Kokosbällchen

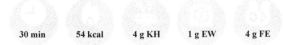

| 30 min | 54 kcal | 4 g KH | 1 g EW | 4 g FE |

Zutaten für 12 Portionen:

1 Eiweiß
30 g Zucker
60 g Kokosraspeln
20 g Zartbitterschokolade
2 EL Kokosöl
½ TL Vanillearoma
1 Prise Salz

Zubereitung:

1. Zunächst den Ofen auf 200 °C vorheizen und ein Backblech mit Backpapier auslegen.
2. Die Kokosraspeln auf dem Backblech verteilen und für 4 Minuten in den Ofen geben.
3. Nun das Eiweiß in ein hohes Rührgefäß füllen und zu Schnee schlagen.
4. Erythrit, Kokosraspeln, Vanillearoma und Salz zum Eischnee geben und vorsichtig vermengen.
5. Aus dem Teig Bällchen formen und diese auf das Backblech legen.
6. Für 15 Minuten in den Ofen geben und backen.
7. Währenddessen die Schokolade hacken und zusammen mit dem Kokosöl über einem Wasserbad schmelzen.
8. Die fertig gebackenen Kokosbällchen mit der Schokolade verzieren und abkühlen lassen.

Armer Ritter mal anders

15 min **165 kcal** **20 g KH** **4 g EW** **7 g FE**

Zutaten für 2 Portionen:

2 Scheiben Toastbrot
100 ml Kirschsaft
100 ml Cashewmilch
1 EL Sojamehl
1 EL Kokosöl
1 EL Agavendicksaft

Zubereitung:

1. Zuerst das Sojamehl in eine Schüssel geben.
2. Kirschsaft und Cashewmilch hinzugeben und vermengen. Mit dem Agavendicksaft süßen.
3. Anschließend die Brote in die Mischung legen und einige Minuten ziehen lassen.
4. Währenddessen das Kokosöl in einer Pfanne erhitzen und die Armen Ritter darin goldgelb ausbacken.

Süße Bruschetta

  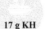

15 min   139 kcal   17 g KH   3 g EW   6 g FE

Zutaten für 3 Portionen:

3 Scheiben Ciabatta
½ Nektarine
¼ Avocado
½ Zwiebel
1 EL Walnussöl
1 Spritzer Limettensaft
1 Blatt Salbei
1 TL Schnittlauch
Salz und Pfeffer

Zubereitung:

1. Als Erstes die Zwiebel schälen, halbieren und würfeln.
2. Den Schnittlauch putzen und in Ringe schneiden.
3. Das Fruchtfleisch mit einem Löffel aus der Avocado herauslösen und fein würfeln
4. Die Nektarine würfeln.
5. Das Salbeiblatt waschen und hacken.
6. Anschließend das Ciabatta mit Walnussöl einstreichen und in einer Pfanne von beiden Seiten anrösten.
7. Danach die Zwiebeln mit Schnittlauch, Nektarine, Avocado, Salbei und Limettensaft vermengen und mit Salz und Pfeffer abschmecken.
8. Die Mischung auf die Brote geben.

Müsliriegel

30 min | **254 kcal** | **25 g KH** | **5 g EW** | **14 g FE**

Zutaten für 2 Portionen:

30 g Haferflocken
15 g Weizenkleie
1 EL Haselnüsse
2 Datteln
2 getrocknete Aprikosen
1 EL Kokosflocken
1 EL Kokosöl
1 TL Agavendicksaft
1 Prise Zimt
1 Prise Salz

Zubereitung:

1. Für den Müsliriegel alle Zutaten in den Mixer geben und pürieren.
2. Ein Backblech mit Backpapier auslegen und die Masse darauf verteilen, kaltstellen und fest werden lassen.
3. Zum Schluss in Riegel schneiden und genießen.

Chips

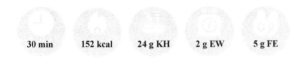

30 min	152 kcal	24 g KH	2 g EW	5 g FE

Zutaten für 2 Portionen:

1 Kartoffel
1 Violetta-Kartoffel
80 g Süßkartoffeln
1 EL Apfelessig
1 EL Walnussöl
1 TL Rosmarin
Salz und Pfeffer

Zubereitung:

1. Zuerst die Kartoffeln schälen, in dünne Scheiben schneiden und in eine Schüssel legen.
2. Den Rosmarin putzen und hacken.
3. Aus Apfelessig, Walnussöl, Rosmarin, Salz und Pfeffer eine Marinade herstellen und diese über die Kartoffeln geben. Alles gut vermengen.
4. Ein Backblech mit Backpapier auslegen und die Kartoffeln darauf verteilen.
5. Bei 190 °C für 25 Minuten backen.

Herzhafte Waffeln

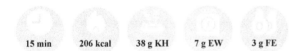

15 min	206 kcal	38 g KH	7 g EW	3 g FE

Zutaten für 2 Portionen:

100 g Mehl
100 ml Mandelmilch
20 ml Mineralwasser
1 Knoblauchzehe
½ Zwiebel
½ TL Flohsamenschalen
½ TL Thymian
½ TL Backpulver
1 TL Sesamöl
1 Prise Salz

Zubereitung:

1. Zunächst den Knoblauch schälen und fein hacken.
2. Die Zwiebel schälen, halbieren und in Würfel schneiden.
3. Anschließend alle Zutaten zusammen in eine Schüssel geben und mit einem Handrührgerät gut vermischen.
4. Ein Waffeleisen einfetten und die Waffeln darin nacheinander backen.

Nuss-Snack

10 min **184 kcal** **7 g KH** **5 g EW** **14 g FE**

Zutaten für 4 Portionen:

50 g Erdnüsse
50 g Cashewkerne
2 Chilischoten, getrocknet
1 EL Kokosöl
2 Limettenblätter
1 TL Kokosblütenzucker
½ TL Ingwer
1 Limette, davon die Schale
Salz

Zubereitung:

1. Zunächst das Öl in einer Pfanne erhitzen und Erdnüsse, Cashews, Chili und Limettenblätter darin anrösten.
2. Den Ingwer schälen und reiben.
3. Die Limette waschen und die Schale fein abreiben.
4. Den Nuss-Snack mit Kokosblütenzucker, Ingwer, Limettenabrieb und Salz abschmecken.
5. Abkühlen lassen und genießen.

Sommerliches Carpaccio

10 min **130 kcal** **20 g KH** **3 g EW** **4 g FE**

Zutaten für 2 Portionen:

½ Ananas
2 TL Agavendicksaft
½ Becher Sojajoghurt
2 TL Mandeln, gerieben

Zubereitung:

1. Als Erstes die Ananas schälen, den Strunk entfernen und das Fruchtfleisch in dünne Scheiben schneiden.
2. Diese Scheiben auf einem Teller fächerförmig anrichten.
3. Den Joghurt über der Ananas verteilen, mit Agavendicksaft beträufeln und mit den Mandeln bestreuen.

Rohkost mit Zaziki-Dip

15 min | 108 kcal | 12 g KH | 8 g EW | 3 g FE

Zutaten für 4 Portionen:

1 Paprika, gelb
1 Paprika, rot
2 Möhren
400 g Sojajoghurt
1 Salatgurke
2 Knoblauchzehe
2 EL Petersilie
2 TL Kerbel
2 TL Zitronensaft
Salz und Pfeffer

Zubereitung:

1. Die Möhre schälen und in Stücke schneiden.
2. Die Paprika waschen, entkernen und ebenfalls in Stücke schneiden.
3. Nun die Gurke waschen und mit einer Reibe raspeln.
4. Den Knoblauch schälen und fein hacken.
5. Petersilie und Kerbel putzen und ebenfalls hacken.
6. Sojajoghurt in eine Schüssel geben und Knoblauch und Gurke hineinrühren.
7. Zitronensaft, Petersilie und Kerbel ebenfalls unterrühren und mit Salz und Pfeffer abschmecken.
8. Die Rohkost zusammen mit dem Dip anrichten und genießen.

Frühlingsrollen

15 min **91 kcal** **8 g KH** **6 g EW** **4 g FE**

Zutaten für 4 Portionen:

8 Reisblätter
8 Blätter Eisbergsalat
4 EL Rotkohl
1 Salatgurke
1 Möhre
2 EL Koriander
2 EL Sojasauce
2 EL Sesam, geröstet
1 Limette

Zubereitung:

1. Zunächst die Möhre schälen und raspeln.
2. Die Salatblätter waschen und kleinschneiden.
3. Die Gurke waschen und in kleine Würfel schneiden.
4. Den Rotkohl raspeln.
5. Den Koriander putzen und hacken.
6. Möhre, Salat und Gurke mit Rotkohl und Koriander vermischen.
7. Die Limette auspressen.
8. Die Reisblätter mit nassen Händen befeuchten, die Möhrenmischung darauf verteilen und die Blätter einrollen.
9. Limettensaft, Sojasauce und Sesam in ein Schälchen geben und vermengen.
10. Die Frühlingsrollen zusammen mit dem Sesamdip servieren und genießen.

Hauptspeisen

Die Rückkehr vom Schultag, von der Arbeit, vom Vereinssport, der Musikschule oder einer anderen Aktivität, die Zusammenkunft innerhalb der Familie – all dies sind, zur Mittagszeit oder am Abend, Situationen, in denen es nach einer warmen bzw. reichhaltigen Hauptspeise verlangt. Das Mittagessen oder das Abendessen haben einen hohen gesellschaftlichen Wert, weil zu diesen Zeitpunkten die größten Herausforderungen des Tages hinter sich gebracht sind. Gemeinsam am Tisch sitzend, kann die Familie das Mahl genießen und den Tag gemeinsam Revue passieren lassen.

Die Hauptspeisen dieses Kapitels wurden so gewählt, dass sie warm sind, optimal sättigen und mit den verschiedensten Geschmäckern vereinbar sind:

- Möchten Sie die internationale Küche umsetzen? Südtiroler Spinatknödel, **Ratatouille** und **mediterrane Gnocchi** warten auf Sie!
- Klassische Lieblingsspeisen von Kindern gesucht? **Pfannkuchen** und **Nudeln mit Sauce Bolognese** machen es möglich!
- Sie wünschen vegetarische Speisen? Dann probieren Sie die **Avocado mit Aprikosen-chutney**, oder die **Spinatfrittata**!

Durch eine abwechslungsreiche Gestaltung der Hauptspeisen in Ihrer Familie fördern Sie die Geschmackswahrnehmung der Kinder. Zudem kommen die Kinder durch die internationalen Rezepte mit fremden kulinarischen Gerichten in Berührung, was deren Wissensfundus erweitert. Erwachsene können bei den Rezepten ebenso dazulernen. Dazu gehört z. B. die Erkenntnis, dass Hauptspeisen gerne süß sein dürfen, sofern sich die Süße aus gesunden Zutaten ergibt.

Ofensteaks mit Spargelkruste

25 min   **574 kcal**   **3 g KH**   **49 g EW**   **39 g FE**

Zutaten für 4 Portionen:

300 g Spargel, weiß
4 Schweinerückensteaks
70 g Parmesan, gerieben
125 g Crème légère
1 EL Butterschmalz
Zucker
Salz und Pfeffer

Zubereitung:

1. Zunächst den Spargel schälen und in einem Topf mit Wasser, Salz und Zucker 10–15 Minuten bissfest garen.
2. Währenddessen den Parmesan mit der Crème légère anrühren.
3. Die Schweinerückensteaks waschen, trockentupfen und mit Salz und Pfeffer würzen.
4. Den Backofen auf Grillfunktion, 180° C, einstellen und vorheizen.
5. Nun Butterschmalz in einer Pfanne erhitzen, die Steaks darin von beiden Seiten für 3 Minuten scharf anbraten und anschließend in eine Auflaufform geben.
6. Den Spargel abgießen und die Stangen auf den Steaks verteilen.
7. Die Parmesanmischung auf dem Spargel verteilen und die Auflaufform für 2 Minuten im Ofen überbacken.

Spargel-Frittata

 30 min   282 kcal   19 g KH   13 g EW   16 g FE

Zutaten für 4 Portionen:

400 g Spargel, grün
250 g Kartoffeln
8 Kirschtomaten
1 Zwiebel
30 g Reibekäse
6 Eier
2 EL Olivenöl
1 Zweig Rosmarin
¼ Bund Petersilie
Salz und Pfeffer

Zubereitung:

1. Als Erstes die Kartoffeln in Salzwasser 15–20 Minuten bissfest garen.
2. Währenddessen den Spargel waschen und die holzigen Enden entfernen. Anschließend kleinschneiden.
3. Nun die Zwiebel schälen, halbieren und hacken.
4. Die Tomaten waschen und halbieren.
5. Petersilie und Rosmarin waschen und kleinhacken.
6. Anschließend die Eier in eine Schüssel schlagen und mit Reibekäse, Pfeffer und Petersilie verquirlen.
7. Die Kartoffeln abgießen, pellen und in Würfel schneiden.
8. Öl in einer Pfanne erhitzen und Zwiebel zusammen mit dem Spargel darin für 3 Minuten anbraten.
9. Den Spargel salzen und Kartoffeln und Rosmarin hinzugeben. Bei geschlossenem Deckel für 3 Minuten garen.
10. Nun die Tomaten hinzugeben und nochmals 1 Minute garen.
11. Die Eimasse in die Pfanne geben und bei niedriger Wärmezufuhr und geschlossenem Deckel für ca. 10 Minuten stocken lassen.

Lachs mit Spargel

 20 min **595 kcal** **7 g KH** **29 g EW** **48 g FE**

Zutaten für 4 Portionen:

1 kg Spargel, weiß
400 g geräucherter Lachs
10 EL Olivenöl
5 EL Essig
1 Bund Dill
5 EL Zitronenmelisse
1 Bund Petersilie
Salz und Pfeffer

Zubereitung:

1. Als Erstes den Spargel schälen und die holzigen Enden entfernen.
2. Den Spargel in gesalzenem und gezuckertem Wasser für 10–15 Minuten garen, abgießen und auf einer Servierplatte auslegen.
3. Den Lachs in dünne Scheiben schneiden und auf dem Spargel verteilen.
4. Dill, Zitronenmelisse und Petersilie putzen und hacken.
5. Die Kräuter mit Essig und Öl vermengen und mit Salz und Pfeffer abschmecken. Über Spargel und Lachs träufeln und servieren.

Südtiroler Spinatknödel

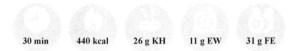

30 min 440 kcal 26 g KH 11 g EW 31 g FE

Zutaten für 6 Portionen:

250 g Semmeln vom Vortag
300 g Spinat, TK, abgetropft
3 EL Dinkelmehl
250 ml Milch, fettarm, 1,5 %
80 g Zwiebeln
1 Knoblauchzehe
Salz und Pfeffer
3 EL Parmesan
200 g Pflanzenmargarine

Zubereitung:

1. Zunächst die Semmeln kleinschneiden und in eine große Schüssel geben.
2. Die Zwiebeln schälen, halbieren und würfeln.
3. Den Knoblauch schälen und fein pressen.
4. In einer beschichteten Pfanne Zwiebeln und Knoblauch anrösten.
5. Anschließend den Spinat hinzugeben und aufkochen lassen.
6. Milch eingießen und 2 Minuten bei mittlerer Hitze köcheln lassen.
7. Dinkelmehl, Salz, Pfeffer und 1 EL Parmesan unterheben und gut durchrühren.
8. Alles in die Schüssel zu den Semmeln geben und etwas abkühlen lassen.
9. Die Masse durchmischen und mit den Händen Knödel formen.
10. Die Knödel in einem Topf mit leicht köchelndem Salzwasser 20 Minuten ziehen lassen.
11. Währenddessen die Margarine in einem Topf langsam erhitzen.
12. Wenn die Margarine flüssig ist, das restliche Parmesan hinzugeben.
13. Knödel auf einen Teller geben und mit der Sauce übergossen servieren.

Süßkartoffelpfannkuchen

30 min **169 kcal** **28 g KH** **5 g EW** **4 g FE**

Zutaten für 4 Portionen:

100 g Süßkartoffeln
100 g Weizenmehl
1 Zwiebel
200 ml Milch, fettarm, 1,5 %
2 EL Sojamehl
Salz
1 EL Rapsöl

Zubereitung:

1. Zunächst die Süßkartoffeln schälen und reiben.
2. Sojamehl, Sojadrink und Mehl verrühren.
3. Die Zwiebel schälen, halbieren und in Würfel schneiden.
4. Die Zwiebel gut mit der Süßkartoffel vermengen und die Sojamehlmischung unterrühren.
5. Öl in einer Pfanne erhitzen und ein Viertel des Pfannkuchenteigs hineingeben.
6. Jeden Pfannkuchen 3 Minuten pro Seite backen.

Ratatouille mal anders

30 min | 453 kcal | 69 g KH | 12 g EW | 13 g FE

Zutaten für 2 Personen:

1 Dose geschälte Tomaten
4 Möhren
100 ml Wasser
150 g Aubergine
100 g Couscous
1 Knoblauchzehe
2 EL Rapsöl
1 TL Currypulver
etwas Salz

Zubereitung:

1. Zunächst die Aubergine waschen und würfeln.
2. 1 TL Öl in einer großen, beschichteten Pfanne erhitzen.
3. Die Aubergine darin hellbraun braten und salzen.
4. Inzwischen die Möhren schälen und in Scheiben schneiden.
5. Die Aubergine auf einen Teller geben.
6. Nun die Möhren mit einem weiteren TL Öl in der Pfanne andünsten.
7. Die Knoblauchzehe schälen und fein hacken, mit dem Currypulver würzen und kurz mitdünsten.
8. Mit den stückigen Tomaten ablöschen und 100 ml Wasser eingießen.
9. Die Mischung aufkochen lassen und mit Salz abschmecken.
10. Bei niedriger Wärmezufuhr 10 Minuten garen.
11. 100 g Couscous mit etwas Salz in eine Schüssel geben und mit 150 ml kochendem Wasser übergießen. Zugedeckt ungefähr 5 Minuten quellen lassen.
12. Die Auberginen unter die Sauce mischen, kurz erhitzen und mit dem Couscous anrichten.

Curry-Tofu-Pfanne mit Kokos

25 min **308 kcal** **12 g KH** **12 g EW** **23 g FE**

Zutaten für 4 Portionen:

400 g Tofu
400 ml Kokosmilch
150 g braune Champignons
1 rote Paprikaschote
1 Zwiebel
125 g Zuckerschoten
7 Stiele Koriander
2 EL Öl
1 TL Currypulver
Salz und Pfeffer

Zubereitung:

1. Zunächst den Tofu in Würfel schneiden.
2. Die Zwiebel schälen, halbieren und ebenfalls würfeln.
3. Die Champignons putzen und halbieren.
4. Die Paprika waschen, entkernen und in Streifen schneiden.
5. Nun noch die Zuckerschoten waschen und schräg halbieren.
6. Das Öl in einer Pfanne erhitzen und Paprika und Champignons darin für 4 Minuten anbraten.
7. Anschließend die Zwiebel hinzugeben und für weitere 2 Minuten braten.
8. Nun den Tofu und die Zuckerschoten hineingeben und alles mit Curry, Salz und Pfeffer abschmecken.
9. Nun das Ganze mit der Kokosmilch ablöschen und bei geschlossenem Deckel für 3 Minuten leicht kochen lassen.
10. Währenddessen den Koriander waschen und hacken.
11. Zum Schluss die Curry-Tofu-Pfanne mit Koriander bestreuen.

Schupfnudelpfanne mit Kassler und Sauerkraut

25 min   597 kcal   47 g KH   28 g EW   32 g FE

Zutaten für 4 Portionen:

500 g ausgelöstes
Kasslerkotelett
200 g Schmand
500 g frische Schupfnudeln
1 Zwiebel
1 Paprika, rot
250 g Sauerkraut
1 EL Tomatenmark
1 EL Öl
1 EL Butterschmalz
Salz und Pfeffer

Zubereitung:

1. Als Erstes die Paprika waschen, entkernen und in Streifen schneiden.
2. Die Zwiebel schälen, halbieren und würfeln.
3. Das Kassler abwaschen, mit einem Tuch trockentupfen und in mundgerechte Stücke schneiden.
4. Nun das Öl in einer Pfanne erhitzen und das Kassler darin anbraten.
5. Paprika und Zwiebel hineingeben und mitbraten, dann Salz, Pfeffer und das Tomatenmark hinzugeben.
6. Anschließend das Sauerkraut ebenfalls hinzugeben. Kurz anbraten und mit 100 ml Wasser ablöschen.
7. Die Mischung kurz aufkochen lassen und im Anschluss bei geschlossenem Deckel für 8 Minuten garen.
8. Währenddessen Butterschmalz in einer zweiten Pfanne erhitzen und die Schupfnudeln darin goldbraun anbraten.
9. Zum Schluss die Sauerkrautpfanne mit Salz und Pfeffer abschmecken und mit den Schupfnudeln anrichten. Jeweils einen Klecks Schmand auf die Teller geben.

Spinatpfanne mit Hackbällchen

30 min   **607 kcal**   **25 g KH**   **35 g EW**   **39 g FE**

Zutaten für 4 Portionen:

500 g Rinderhack
2 Dosen Tomaten, stückig
2 Zwiebeln
100 g Spinat
75 g Reibekäse
100 g Kochsahne, fettarm, 7 %
2 EL Balsamico Bianco
2 EL Öl
Rosenpaprika
Salz und Pfeffer

Zubereitung:

1. Zuerst die Zwiebeln schälen, halbieren und würfeln.
2. Die Hälfte der Zwiebeln mit dem Rinderhack vermengen und mit Paprika, Salz und Pfeffer würzen. Aus der Mischung mit den Händen kleine Bällchen formen.
3. Nun das Öl in einer Pfanne erhitzen und die Hackbällchen darin anbraten, anschließend herausnehmen und warmstellen.
4. Danach die übrigen Zwiebeln in die Pfanne geben und glasig andünsten.
5. Balsamico, Tomaten und Sahne hinzugeben, mit Salz und Pfeffer abschmecken und für 5 Minuten einreduzieren lassen.
6. In der Zwischenzeit den Spinat putzen und für die letzte Minute der Garzeit in die Pfanne geben. Die Hackbällchen ebenfalls hinzugeben und mit Käse bestreuen.
7. Nun die Pfanne in den Ofen stellen und die Spinatpfanne für 15 Minuten bei 175 °C überbacken.

Spargelpfanne mit Hähnchen

20 min   520 kcal   44 g KH   42 g EW   18 g FE

Zutaten für 2 Portionen:

220 g Hähnchenbrust
150 g Nudeln
2 Knoblauchzehen
200 g Spargel, grün
3 Eier
1 EL Öl

Zubereitung:

1. Zunächst die Nudeln nach Packungsanweisung zubereiten.
2. Währenddessen die Hähnchenbrust waschen, mit einem Tuch trockentupfen und würfeln.
3. Nun das Öl in einer Pfanne erhitzen und die Hähnchenbrust darin scharf anbraten.
4. Den Knoblauch schälen, hacken und ebenfalls in die Pfanne geben.
5. Anschließend den Spargel waschen, die holzigen Enden entfernen und den Rest kleinschneiden.
6. Den Spargel ebenfalls in die Pfanne geben und kurz mitbraten.
7. Die Eier in die Pfannenmitte schlagen und einrühren.
8. Danach die Nudeln abgießen, ebenfalls in die Pfanne geben und alles gut vermengen.

Bratwurst-Spitzkohl-Pfanne

30 min   577 kcal   9 g KH   22 g EW   49 g FE

Zutaten für 4 Portionen:

4 Bratwüste, fein
400 g Spitzkohl
1 Zwiebel
100 ml Rinderbrühe
125 g Schmand
¼ Bund Schnittlauch
1 EL Öl
1 TL Senf
1 TL Kümmelsaat

Zubereitung:

1. Als Erstes den Spitzkohl waschen, den Strunk entfernen und die Blätter in Streifen schneiden.
2. Die Zwiebeln schälen und hacken.
3. Die Würste aus der Pelle lösen und in Scheiben schneiden.
4. Nun das Öl in einer Pfanne erhitzen und die Wurstscheiben darin anbraten.
5. Anschließend herausnehmen und die Zwiebeln in der Pfanne dünsten.
6. Den Spitzkohl hinzugeben, mit Kümmel bestreuen und für 5 Minuten schmoren lassen.
7. Währenddessen die Brühe mit Senf und Schmand vermengen und diese Mischung zum Kohl geben.
8. Nun die Würstchen wieder in die Pfanne geben und bei geschlossenem Deckel für 5 Minuten garen.
9. In der Zwischenzeit den Schnittlauch waschen und in Ringe schneiden.
10. ¾ des Schnittlauchs in die Pfanne geben und vermengen.
11. Die Bratwurst-Spitzkohl-Pfanne auf Tellern anrichten, mit einem Klecks Schmand garnieren und mit dem restlichen Schnittlauch bestreuen.

Gemüsepfanne

 15 min | 547 kcal | 7 g KH | 27 g EW | 44 g FE

Zutaten für 2 Portionen:

2 Zucchini
2 Möhren
4 Wiener Würstchen
1 Ei
1 EL Butter
2 EL Mais
Salz und Pfeffer

Zubereitung:

1. Die Zucchini waschen und würfeln.
2. Die Möhren waschen und grob raspeln.
3. Die Wiener Würstchen in kleine Scheiben schneiden.
4. Im Anschluss die Butter in einer Pfanne erhitzen und Möhren, Zucchini, Mais und Würstchen darin anbraten.
5. Das Ei in die Pfanne schlagen und mit dem Rest vermengen.
6. Alles mit Salz und Pfeffer abschmecken.

Flammkuchenbrötchen

 20 min | 371 kcal | 13 g KH | 39 g EW | 17 g FE

Zutaten für 2 Portionen:

2 Dinkelbrötchen
75 g Schinkenwürfel
50 g Reibekäse
3 EL Joghurt, fettarm, 1,5 %
1 Zwiebel
Salz und Pfeffer
Knoblauchpulver

Zubereitung:

1. Zunächst den Backofen auf 200 °C vorheizen.
2. Die Zwiebel schälen und in kleine Würfel schneiden.
3. Mit dem Joghurt verrühren und mit Salz, Pfeffer und Knoblauchpulver abschmecken.
4. Die Schinkenwürfel und den Käse hinzugeben und gut verrühren.
5. Anschließend die Brötchen aufschneiden und die Mischung auf den Hälften verteilen.
6. Die bestrichenen Brötchen für ca. 10 Minuten in den Backofen geben.

Hackfleisch-Porreepfanne mit Blumenkohlpüree

20 min   **426 kcal**   **12 g KH**   **26 g EW**   **29 g FE**

Zutaten für 4 Portionen:

1 kg Blumenkohl
350 g Rinderhack
1 Stange Porree
1 Zwiebel
1 Becher Crème fraîche
1 TL Petersilie
1 EL Öl
Salz und Pfeffer
1 Prise Muskat
Paprikapulver

Zubereitung:

1. Als Erstes den Blumenkohl kleinschneiden und ca. 10 Minuten in Salzwasser garen.
2. Währenddessen die Zwiebel schälen und fein würfeln.
3. Den Porree putzen und in Ringe schneiden.
4. Im Anschluss Öl in einer Pfanne erhitzen und das Hackfleisch darin anbraten.
5. Porree und Zwiebel hinzugeben, großzügig mit Salz, Pfeffer und Paprika würzen und garen, bis sie leicht gebräunt sind.
6. Den Blumenkohl abgießen und mit einem Stabmixer pürieren.
7. Danach Crème fraîche in das Püree rühren und mit Muskat, Salz und Pfeffer abschmecken.
8. Zum Schluss das Blumenkohlpüree auf Tellern anrichten, die Hackfleisch-Gemüsepfanne darüber verteilen und mit der Petersilie garnieren.

Gefüllte Hähnchenbrust

15 min   475 kcal   3 g KH   53 g EW   27 g FE

Zutaten für 1 Portion:

200 g Hähnchenbrustfilet
1 EL Frischkäse
15 g Parmesan
1 EL Pesto
1 EL Kokosöl
Salz und Pfeffer
Zahnstocher

Zubereitung:

1. Zunächst die Hähnchenbrust waschen und trockentupfen, mit Salz und Pfeffer würzen und mit einem Messer der Länge nach einschneiden.
2. Den Frischkäse mit dem Pesto und dem Parmesan vermengen und die Mischung in die Tasche des Filets füllen.
3. Die Öffnung mit Zahnstochern verschließen.
4. Öl in einer Pfanne erhitzen und das Hähnchenbrustfilet darin von beiden Seiten jeweils 4–5 Minuten anbraten.

Brokkoligratin

    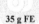

30 min   493 kcal   8 g KH   33 g EW   35 g FE

Zutaten für 1 Portion:

200 g Brokkoli
50 g Speck, gewürfelt
30 g Emmentaler, gerieben
2 Eier
etwas Wasser
Currypulver
Salz und Pfeffer

Zubereitung:

1. Den Brokkoli putzen und in Röschen teilen.
2. Die Eier in eine Schüssel schlagen und mit Salz, Pfeffer, Currypulver und etwas Wasser verquirlen.
3. Nun den Brokkoli in eine Auflaufform legen und die Eiermischung darüber gießen.
4. Mit dem Emmentaler bestreuen und für 20 Minuten bei 180 °C backen.

Seelachs in Dillsauce

25 min   **270 kcal**   **6 g KH**   **24 g EW**   **16 g FE**

Zutaten für 1 Portion:

150 g Alaska-Seelachs
1 Schalotte
½ Zitrone
300 ml Brühe
20 ml Kochsahne, fettarm, 7 %
½ TL Butter
2 Zweige Thymian
1 TL Dill, frisch
½ TL Senfkörner
Salz und Pfeffer

Zubereitung:

1. Als Erstes die Brühe in einem Topf mit Salz, Pfeffer, Thymian, Senfkörnern und Lorbeerblatt zum Kochen bringen.
2. Den Seelachs halbieren und waschen.
3. Nun die Brühe auf 70 °C abkühlen lassen und den Fisch darin für 12 Minuten garen.
4. Währenddessen die Schalotte schälen und fein hacken.
5. Die halbe Zitrone auspressen und den Dill hacken.
6. Butter in einer Pfanne erhitzen und die Schalotte darin andünsten.
7. Mit dem Zitronensaft ablöschen und den Dill hineingeben.
8. Etwas Fischsud in die Pfanne geben und die Sauce kurz köcheln lassen.
9. Mit Salz und Pfeffer abschmecken und zum Schluss die Sahne einrühren.
10. Den Seelachs aus der Brühe nehmen und mit der Dillsauce servieren.

Möhrennudeln mit Sahnesauce

25 min 620 kcal 34 g KH 37 g EW 35 g FE

Zutaten für 2 Portionen:

6 Möhren
1 Zwiebel
1 Knoblauchzehe
1 EL Petersilie
100 g Cashewkerne
250 ml Sojasahne
100 g Hefeflocken
1 EL Olivenöl
1 Prise Curry und
Paprikapulver
Salz und Pfeffer

Zubereitung:

1. Zunächst die Möhren schälen und mit einem Spiral- oder Sparschäler in Streifen schneiden.
2. Wasser mit einer Prise Salz zum Kochen bringen und die Möhrennudeln für 2 Minuten darin garen.
3. In der Zwischenzeit die Zwiebel schälen, halbieren und würfeln.
4. Den Knoblauch schälen und fein hacken.
5. Nun Öl in einer Pfanne erhitzen und Zwiebeln und Knoblauch darin andünsten.
6. Mit der Sojasahne ablöschen und kurz kochen lassen.
7. Anschließend die Temperatur verringern und die Sauce einreduzieren lassen, Petersilie und Gewürze einrühren.
8. Währenddessen die Cashewkerne in einen Mixer geben und mahlen.
9. Nudeln zusammen mit der Sauce auf Tellern anrichten und mit den Nüssen garnieren.

Nudeln mit Spinatsauce

30 min   765 kcal   86 g KH   22 g EW   35 g FE

Zutaten für 2 Portionen:

250 g Nudeln
300 g Blattspinat
100 g Cashewkerne
3 Frühlingszwiebeln
1 EL Olivenöl
200 ml Gemüsebrühe
1 Prise Paprikapulver
Salz und Pfeffer

Zubereitung:

1. Zunächst die Cashewkerne in den Mixer geben und mahlen.
2. Wasser in einem Topf zum Kochen bringen und die Nudeln darin nach Packungsanweisung garen.
3. Währenddessen den Knoblauch schälen und fein hacken.
4. Den Blattspinat gut putzen.
5. Anschließend das Öl in einer Pfanne erhitzen und den Knoblauch darin anrösten.
6. Den Blattspinat hinzugeben und mitbraten.
7. Nun die Frühlingszwiebeln putzen und in Ringe schneiden.
8. Cashewkerne und Nudeln in die Pfanne geben, mit Paprikapulver, Salz und Pfeffer abschmecken und die Frühlingszwiebeln unterrühren.

Gebratene Nudeln

15 min   200 kcal   19 g KH   7 g EW   10 g FE

Zutaten für 1 Portion:

80 g Ramen-Nudeln
50 g Brokkoli
1 Zwiebel
½ Paprika, gelb
2 Champignons
100 ml Gemüsebrühe
1 EL Sesamöl
1 Msp. Chilipulver
1 EL Koriander
etwas Sojasauce

Zubereitung:

1. Zuerst den Brokkoli waschen und in Röschen teilen.
2. Die Zwiebel schälen, halbieren und fein hacken.
3. Die Paprika waschen, entkernen und in Streifen schneiden.
4. Die Champignons putzen und in Scheiben schneiden.
5. Den Koriander waschen und hacken.
6. Nun das Öl in einer Pfanne erhitzen, das kleingeschnittene Gemüse hineingeben und anbraten.
7. Anschließend die Nudeln hinzufügen, mit der Brühe ablöschen und für 5 Minuten kochen lassen.
8. Zum Schluss mit Chili, Koriander und Sojasauce abschmecken.

Chili sin Carne

20 min   249 kcal   39 g KH   10 g EW   5 g FE

Zutaten für 4 Portionen:

120 g Pastinake
2 Zwiebel
200 g Brokkoli
200 g Kidneybohnen
600 g Tomaten, passiert
8 EL Mais
4 TL Tomatenmark
2 TL Öl
Paprikapulver
Salz

Zubereitung:

1. Zunächst die Pastinake schälen und in Würfel schneiden.
2. Die Zwiebel schälen, halbieren und würfeln.
3. Den Brokkoli waschen und in Röschen teilen.
4. Anschließend Öl in einer Pfanne erhitzen und Pastinake und Zwiebel anrösten.
5. Tomatenmark und Paprikapulver hinzugeben und alles gut vermischen.
6. Nun Bohnen, Mais und Brokkoli ebenfalls in die Pfanne geben und kurz mitbraten.
7. Mit den passierten Tomaten ablöschen und salzen.
8. Das Chili für 8 Minuten einkochen lassen.

Reibekuchen mit Apfelmus

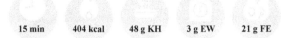

15 min   404 kcal   48 g KH   3 g EW   21 g FE

Zutaten für 1 Portion:

60 g Kartoffeln, gekocht
60 g Kartoffeln, roh
20 ml Apfelsaft
1 TL Maismehl
1 Apfel
1 Msp. Vanillezucker
1 Msp. Lebkuchengewürz
1 TL Ahornsirup
2 EL Öl

Zubereitung:

1. Zunächst die Kartoffeln schälen, fein reiben, Maismehl und Vanillezucker hinzugeben und den Teig zu einem Puffer formen.
2. Öl in einer Pfanne erhitzen und den Reibekuchen darin beidseitig für jeweils 3 Minuten knusprig ausbacken.
3. Währenddessen den Apfel schälen, entkernen und in Stücke schneiden.
4. Apfelsaft in einen Topf geben und die Apfelstücke darin für 8 Minuten kochen.
5. Lebkuchengewürz und Ahornsirup hinzugeben und die Apfelstücke pürieren.
6. Das Apfelmus zusammen mit den fertigen Reibekuchen servieren.

Kartoffel-Brokkoli-Auflauf

30 min   294 kcal   21 g KH   12 g EW   17 g FE

Zutaten für 1 Portion:

1 Kartoffel
100 g Brokkoli
60 ml Sojasahne
2 EL Mandelblättchen
1 TL Oregano
etwas Meerrettich, gerieben
1 Prise Muskat
Salz und Pfeffer

Zubereitung:

1. Als Erstes die Kartoffel schälen und würfeln.
2. Den Brokkoli putzen, in Röschen teilen und mit den Kartoffelwürfeln in eine Auflaufform geben.
3. Anschließend Sahne in einem Rührgefäß mit Salz, Pfeffer, Muskat und Oregano vermengen.
4. Die Sauce über das Gemüse geben.
5. Nun noch die Mandelblätter und den Meerrettich darauf verteilen und für 25 Minuten bei 170 °C backen.

Blätterteigpizza

25 min   242 kcal   9 g KH   21 g EW   13 g FE

Zutaten für 1 Portion:

150 g Blätterteig
50 g Tomaten, passiert
60 g Mozzarella
50 g Brokkoli
1 EL Tahini (Sesampaste)
etwas Oregano
Salz und Pfeffer

Zubereitung:

1. Als Erstes ein Backblech mit Backpapier auslegen und den Backofen auf 200 °C vorheizen.
2. Anschließend den Blätterteig auf das Blech legen und die passierten Tomaten zusammen mit der Tahini darauf verteilen.
3. Nun die Pizza mit Oregano, Salz und Pfeffer würzen.
4. Danach den Brokkoli waschen, in Röschen teilen und den Mozzarella kleinschneiden.
5. Brokkoli und Mozzarella auf der Pizza verteilen und diese für 15 Minuten im Ofen backen.

Gemüseragout

15 min   344 kcal   68 g KH   10 g EW   3 g FE

Zutaten für 1 Portion:

50 g Brokkoli
2 Tomaten
¼ Zucchini
½ Paprika, gelb
2 Schalotten
50 ml Gemüsebrühe
70 g Ramen-Nudeln
1 TL Kräuter nach Wahl
Salz und Pfeffer

Zubereitung:

1. Als Erstes die Ramen-Nudeln nach Packungsanweisung zubereiten.
2. Währenddessen den Brokkoli waschen und in Röschen teilen.
3. Die Tomaten waschen und vierteln.
4. Die Zucchini waschen und in Scheiben schneiden.
5. Die Paprika waschen, entkernen und in Streifen schneiden.
6. Die Schalotten schälen, halbieren und fein hacken.
7. Die Gemüsebrühe mit Salz, Pfeffer und den Kräutern in einem Topf erhitzen und Brokkoli, Tomaten, Zucchini, Paprika und Zwiebeln darin für 6 Minuten kochen.
8. Die Nudeln auf einem Teller anrichten und mit dem Ragout servieren.

Putenschnitzel

15 min   **251 kcal**   **1 g KH**   **41 g EW**   **8 g FE**

Zutaten für 4 Portionen:

600 g Putenbrust
1 EL Butter
8 Gewürzgurken
4 EL Schnittlauchröllchen
4 Eier
Salz und Pfeffer

Zubereitung:

1. Zuerst die Putenbrust waschen und trockentupfen, zwischen zwei Lagen Frischhaltefolie flachklopfen, salzen und pfeffern.
2. Die Gewürzgurken kleinschneiden.
3. Butter in einer Pfanne erhitzen und die Putenbrust darin von beiden Seiten anbraten.
4. Anschließend aus der Pfanne nehmen und die Eier hineinschlagen.
5. Die Spiegeleier braten und mit der Putenbrust zusammen auf einem Teller anrichten.
6. Mit dem Schnittlauch und den Gewürzgurken garnieren und genießen.

Geflügelfrikadellen

| 25 min | 465 kcal | 14 g KH | 40 g EW | 26 g FE |

Zutaten für 2 Portionen:

280 g Putenhackfleisch
2 Eier
1 Zwiebel
2 Knoblauchzehe
40 g Bergkäse
2 EL Weizenkleie
1 TL Senf
1 TL Butter
Salz und Pfeffer

Zubereitung:

1. Zunächst die Zwiebel schälen und in Würfel schneiden.
2. Den Knoblauch schälen und fein hacken.
3. Den Bergkäse in Würfel schneiden.
4. Nun das Hackfleisch in eine Schüssel geben und mit Ei und Senf verkneten.
5. Butter in eine Pfanne geben und Zwiebel, Chili, Knoblauch und Ingwer darin andünsten, zum Hackfleisch geben und untermengen.
6. Nun den Bergkäse und die Weizenkleie unter die Hackfleischmasse mischen und sie salzen und pfeffern.
7. Aus dem Teig mit feuchten Händen kleine Frikadellen formen.
8. Die Frikadellen in einer beschichteten Pfanne von beiden Seiten anbraten.

Spinatfrittata

20 min   **176 kcal**   **3 g KH**   **10 g EW**   **13 g FE**

Zutaten für 4 Portionen:

120 g Blattspinat
4 EL Ricotta
4 Schalotten
1 Knoblauchzehe
2 TL Butter
8 Eier
Salz und Pfeffer

Zubereitung:

1. Zuerst die Schalotten schälen, halbieren und in kleine Würfel schneiden.
2. Den Knoblauch schälen und fein hacken.
3. Den Blattspinat putzen und etwas kleinzupfen.
4. Butter in einer Pfanne erhitzen und Schalottenwürfel und Knoblauch darin andünsten.
5. Den Blattspinat hinzugeben und anbraten.
6. Die Spinatmischung mit dem Ricotta in eine Auflaufform geben.
7. Die Eier in eine Schüssel schlagen und verquirlen, salzen und pfeffern.
8. Anschließend die Eier ebenfalls in die Auflaufform gießen und für 10 Minuten bei 200 °C in den Backofen geben.

Speckmuffins

25 min   360 kcal   7 g KH   22 g EW   26 g FE

Zutaten für 2 Portionen:

2 Eier
30 g Bacon
1 Paprika
Salz und Pfeffer

Zubereitung:

1. Die Muffinförmchen mit dem Bacon auslegen und die Eier hineinschlagen.
2. Die Paprika waschen, entkernen und würfeln.
3. Paprikawürfel ebenfalls in die Förmchen geben, salzen und pfeffern.
4. Für 20 Minuten bei 180 °C backen und genießen.

Käsewaffeln

 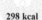   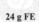

10 min   298 kcal   5 g KH   15 g EW   24 g FE

Zutaten für 2 Portionen:

80 g Frischkäse
3 Eier
30 g Cheddar
1 EL Kokosmehl
1 TL Backpulver
1 TL Flohsamenschalen
Salz und Pfeffer

Zubereitung:

1. Frischkäse in eine Schüssel geben und mit den Eiern verrühren.
2. Kokosmehl, Backpulver, Flohsamenschalen, Cheddar, Salz und Pfeffer ebenfalls hinzugeben und alles zu einem homogenen Teig verarbeiten.
3. Ein Waffeleisen aufheizen, mit etwas Öl einfetten und die Waffeln darin ausbacken.

Nudeln mit Sauce Bolognese

20 min **580 kcal** **44 g KH** **33 g EW** **29 g FE**

Zutaten für 4 Portionen:

500 g Rinderhack
250 g Tomaten, passiert
250 g Nudeln
1 EL Öl
1 Zwiebel
2 Knoblauchzehen
2 Paprika, rot und grün
Salz und Pfeffer

Zubereitung:

1. Die Paprika waschen, entkernen und in kleine Würfel schneiden.
2. Den Knoblauch schälen und pressen.
3. Die Zwiebel schälen und fein würfeln.
4. Das Öl in einer Pfanne erhitzen und das Hackfleisch mit dem Knoblauch und den Zwiebeln darin krümelig anbraten.
5. Die Nudeln nach Packungsanweisung garen.
6. Die restlichen Zutaten in die Pfanne geben und für 10 Minuten garen, bis die Paprika weich ist.
7. Die Sauce mit Salz und Pfeffer abschmecken.
8. Die Nudeln abgießen, auf Tellern verteilen und die Sauce darüber geben.

Strammer-Max-Wrap

15 min   398 kcal   37 g KH   19 g EW   18 g FE

Zutaten für 4 Personen:

4 Wraps
4 Scheiben gekochter Schinken
4 Scheiben Käse nach Wahl
200 g Zucchini
4 Eier
4 EL Schmand
2 EL Butter
Salz und Pfeffer
Paprikapulver

Zubereitung:

1. Den Backofen auf 160 °C vorheizen und ein Backblech mit Backpapier auslegen.
2. Die Wraps halbieren und auf das Backblech legen. Im Backofen für 5 Minuten erwärmen.
3. Anschließend den Schmand auf die eine Hälfte der Wraps streichen und Käse, Schinken und restliche Wraps in dieser Reihenfolge auf den bestrichenen Wraps verteilen.
4. Die Zucchini in 6 gleichmäßige Scheiben schneiden und in etwas Butter leicht anbraten.
5. Die Spiegeleier braten.
6. Die Wraps auf Tellern verteilen, mit der Zucchini und dann mit dem Spiegelei belegen.

Nudeln mit Pesto

15 min   622 kcal   61 g KH   15 g EW   34 g FE

Zutaten für 4 Portionen:

400 g Nudeln nach Wahl
4 Knoblauchzehen
8 EL Cashewkerne
8 Stiele Koriander
8 Stiele Basilikum
8 Stiele Petersilie
6 EL Olivenöl
2 Limetten
Salz

Zubereitung:

1. Zunächst die Nudeln nach Packungsanweisung zubereiten.
2. Währenddessen den Knoblauch schälen und fein hacken.
3. Koriander, Basilikum und Petersilie waschen und trockentupfen.
4. Die Limetten auspressen.
5. Knoblauch mit Cashewkernen, Koriander, Basilikum, Petersilie, Olivenöl, Limettensaft und Salz in einen Mixer geben und zu einem Pesto pürieren.
6. Die Nudeln abgießen und in eine zuvor erwärmte Pfanne geben.
7. Das Pesto hinzufügen und mit den Nudeln vermengen.

Gebratener Kürbis

 15 min   **227 kcal**   **36 g KH**   **10 g EW**   **4 g FE**

Zutaten für 4 Portionen:

400 g Hokkaidokürbis
2 Knoblauchzehen
8 Champignons
120 g Räuchertofu
8 Blätter Salbei
300 g Reis
2 TL Estragon
Salz und Pfeffer

Zubereitung:

1. Den Reis nach Packungsanweisung zubereiten. Sobald er fertig ist abgießen.
2. In der Zwischenzeit den Kürbis waschen und in Würfel schneiden.
3. Den Knoblauch schälen und fein hacken.
4. Die Champignons putzen und in Scheiben schneiden.
5. Öl in einer Pfanne erhitzen und den Kürbis zusammen mit Knoblauch und Champignons anbraten.
6. Währenddessen den Tofu in Würfel schneiden und ebenfalls mit anbraten.
7. Nun Estragon, Salbei und Reis hinzugeben.
8. Die Temperatur verringern und alles für 5 Minuten braten.
9. Zum Schluss mit Salz und Pfeffer abschmecken.

Möhren-Kokos-Auflauf

30 min   **76 kcal**   **7 g KH**   **1 g EW**   **5 g FE**

Zutaten für 4 Portionen:

150 g Möhren
1 Orange
2 Knoblauchzehen
100 ml Kokosmilch
1 EL Kokosraspeln
½ TL Thymian
1 Prise Kümmel
Salz und Pfeffer

Zubereitung:

1. Zunächst die Möhren schälen und in Scheiben schneiden.
2. Die Orange schälen und filetieren.
3. Die Knoblauchzehen schälen und fein hacken.
4. Nun die Möhrenscheiben und die Orangenfilets in eine Auflaufform geben und mit Kokosmilch übergießen.
5. Knoblauch, Thymian, Kümmel, Salz und Pfeffer hinzugeben und vermischen.
6. Zum Schluss mit Kokosraspeln bestreuen und alles für 20 Minuten bei 180 °C backen.

Avocado mit Aprikosenchutney

 15 min | 554 kcal | 14 g KH | 7 g EW | 50 g FE

Zutaten für 4 Portionen:

4 Avocados
4 Spritzer Zitronensaft
Salz und Pfeffer
2 rote Zwiebeln
8 Aprikosen
8 getrocknete Tomaten
1 Knoblauchzehe
120 ml Gemüsebrühe
4 TL Öl
4 TL Sojasauce

Zubereitung:

1. Zunächst die Avocado halbieren, den Stein entfernen und das Fruchtfleisch mit einem Löffel herauslösen.
2. Das Avocadofruchtfleisch in Scheiben schneiden, salzen, pfeffern und mit Zitronensaft beträufeln.
3. Eine Pfanne erhitzen und die Avocados darin anbraten.
4. Währenddessen die Aprikosen und Tomaten kleinschneiden.
5. Den Knoblauch schälen und ebenfalls fein hacken.
6. Aprikosen, Tomaten, Knoblauch, Gemüsebrühe, Öl und Sojasauce in einen Topf geben und alles für 5 Minuten unter ständigem Rühren einkochen lassen.
7. Die Avocados auf einem Teller anrichten und das fertige Chutney hinzugeben.

Kartoffel-Pilz-Ragout

 20 min **174 kcal** **20 g KH** **7 g EW** **7 g FE**

Zutaten für 4 Portionen:

4 Kartoffeln
600 g Pilze
1 Zwiebel
250 ml Gemüsebrühe
200 ml Kochsahne, fettarm,
7 %
1 EL Öl
1 Prise Kümmel
1 EL Petersilie
Salz und Pfeffer

Zubereitung:

1. Zunächst die Kartoffel schälen und in Würfel schneiden.
2. Die Pilze putzen und in Scheiben schneiden.
3. Die Zwiebel schälen, halbieren und fein hacken.
4. Öl in einer Pfanne erhitzen und Kartoffeln, Pilze und Zwiebeln darin anbraten.
5. Mit der Brühe ablöschen.
6. Alles mit Salz, Pfeffer und Kümmel abschmecken und für 8 Minuten kochen lassen.
7. Zum Schluss mit Sahne und Petersilie verfeinern.

Herzhafter Strudel

30 min   **466 kcal**   **46 g KH**   **14 g EW**   **23 g FE**

Zutaten für 4 Portionen:

320 g Strudelteig
4 Kartoffeln
1 Zucchini
1 Paprika
120 g Tofu
120 g Mozzarella
1 Prise Muskat
1 EL Liebstöckel
Salz und Pfeffer

Zubereitung:

1. Als Erstes die Kartoffeln schälen, für 10 Minuten kochen und anschließend kleinschneiden.
2. Die Zucchini waschen und in Stücke schneiden.
3. Die Paprika waschen, entkernen und in Streifen schneiden.
4. Den Tofu und Mozzarella würfeln.
5. Den Liebstöckel putzen und hacken.
6. Alles vermischen und mit Salz, Pfeffer und Muskat abschmecken.
7. Den Strudelteig mit der Kartoffelmasse befüllen, einschlagen, die Seiten gut zudrücken und im Ofen bei 200 °C für 15 Minuten backen.

Mediterrane Gnocchi

15 min   **241 kcal**   **32 g KH**   **9 g EW**   **8 g FE**

Zutaten für 4 Portionen:

240 g Gnocchi, aus der
Kühltheke
2 Knoblauchzehen
2 Zwiebeln
2 Feigen
10 Kirschtomaten
8 Blätter Salbei
60 g Rucola
4 EL Pinienkerne
1 EL Haselnussöl
Salz und Pfeffer

Zubereitung:

1. Zunächst den Knoblauch schälen und fein hacken.
2. Die Zwiebeln schälen, halbieren und ebenfalls hacken.
3. Die Feigen vierteln.
4. Die Tomaten waschen und ebenfalls vierteln.
5. Den Rucola waschen.
6. Das Haselnussöl in einer Pfanne erhitzen und Zwiebeln und Knoblauch darin glasig andünsten.
7. Gnocchi, Feigen, Tomaten, Salbei und Pinienkerne in die Pfanne geben und braten.
8. Mit Salz und Pfeffer abschmecken und 5 Minuten bei mittlerer Hitze garen.
9. Den Rucola auf einem Teller anrichten und mit den Gnocchi servieren.

Reisnudeln mit Knoblauch und Tofu

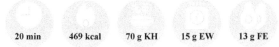

20 min   469 kcal   70 g KH   15 g EW   13 g FE

Zutaten für 4 Portionen:

320 g Reisnudeln
280 g Tofu
2 Knoblauchzehen
40 g Sojasprossen
4 Frühlingszwiebeln
4 EL Sojasauce
4 EL Erdnüsse
½ TL Rohrzucker
1 EL Öl

Zubereitung:

1. Zunächst heißes Wasser in eine Schüssel geben und die Nudeln darin einweichen.
2. Währenddessen den Tofu in Würfel schneiden.
3. Den Knoblauch schälen und fein hacken.
4. Die Frühlingszwiebeln waschen und in feine Ringe schneiden.
5. Die Erdnüsse hacken.
6. Öl in einer Pfanne erhitzen und Knoblauch und Tofu darin anrösten.
7. Die Nudeln, Erdnüsse, Sojasauce und den Rohrzucker in die Pfanne geben und alles für 3 Minuten braten.
8. Auf einem Teller anrichten, mit den Frühlingszwiebelringen bestreuen und servieren.

Kartoffel-Kürbis-Ragout

20 min   249 kcal   28 g KH   5 g EW   12 g FE

Zutaten für 4 Portionen:

200 g Kartoffeln
200 g Kürbis
2 Zwiebeln
400 g Tofu
600 ml Sojasahne
1 TL Öl
1 TL Paprikapulver
1 Prise Zimt
1 EL Petersilie
Salz und Pfeffer

Zubereitung:

1. Zunächst die Kartoffeln schälen und würfeln.
2. Den Kürbis waschen und ebenfalls würfeln.
3. Die Zwiebeln schälen und fein hacken.
4. Den Tofu kleinschneiden.
5. Die Petersilie putzen und hacken.
6. Öl in einer Pfanne erhitzen und die Zwiebeln darin glasig andünsten.
7. Kartoffeln und Kürbis hinzugeben und mit dem Paprikapulver anrösten.
8. Nun den Tofu in die Pfanne geben und mit der Sahne ablöschen.
9. Mit Salz, Pfeffer, Zimt und Petersilie abschmecken und für 10 Minuten bei mittlerer Temperatur kochen.

Möhrenreibekuchen

    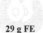

20 min   477 kcal   42 g KH   9 g EW   29 g FE

Zutaten für 4 Portionen:

480 g Möhren
4 Kartoffeln
4 EL Maismehl
8 EL Haferkleie
2 Avocados
2 Knoblauchzehen
4 EL Sojajoghurt
2 EL Limettensaft
1 EL Öl
Salz und Pfeffer

Zubereitung:

1. Als Erstes die Möhren und Kartoffeln schälen und raspeln.
2. Beides in eine Schüssel geben und mit Maismehl, Haferkleie, Salz und Pfeffer vermischen.
3. Öl in einer Pfanne erhitzen und mit einem Esslöffel Fladen in die Pfanne geben. Diese von beiden Seiten goldgelb ausbacken.
4. Währenddessen die Avocados halbieren, entsteinen und das Fruchtfleisch mit einem Löffel herauslösen.
5. Den Knoblauch schälen und fein hacken.
6. Das Avocadofruchtfleisch zerdrücken und mit Knoblauch, Joghurt und Limettensaft gut vermengen.
7. Die Puffer auf einem Teller anrichten und mit dem Dip servieren.

Süßes Omelett

15 min   170 kcal   4 g KH   14 g EW   10 g FE

Zutaten für 4 Portionen:

4 EL Magerquark
8 EL Milch
4 Eier
2 TL Kakao
2 TL Butter
4 EL Mandelmehl
Zucker

Zubereitung:

1. Zuerst die Eier in eine Schüssel schlagen und mit der Milch verquirlen.
2. Das Mandelmehl einrühren.
3. Butter in einer Pfanne erhitzen und die Eimasse darin von beiden Seiten anbraten.
4. Währenddessen den Quark mit dem Kakao verrühren und mit Zucker süßen.
5. Das Omelett auf einem Teller anrichten, mit dem Quark füllen und zusammenklappen.

Gebackener Kürbis

30 min   169 kcal   28 g KH   3 g EW   5 g FE

Zutaten für 4 Portionen:

800 g Hokkaidokürbis
1 EL Rosmarin, getrocknet
1 EL Olivenöl
1 TL Salz

Zubereitung:

1. Den Kürbis waschen, vierteln, entkernen und anschließend in 3–4 cm dicke Streifen schneiden.
2. Den Rosmarin hacken und mit Öl und Salz zu einer Marinade verrühren.
3. Die Kürbisscheiben in die Marinade legen und diese kurz einziehen lassen.
4. Ein Backblech mit Backpapier auslegen und die Scheiben darauf verteilen.
5. Für 20 Minuten bei 200 °C Ober-/Unterhitze backen.

Nudeln mit Tomatensauce

30 min   495 kcal   83 g KH   19 g EW   9 g FE

Zutaten für 4 Portionen:

500 g Nudeln
2 Dosen passierte Tomaten
250 ml Gemüsebrühe
1 EL Olivenöl
1 Knoblauchzehe
¼ Knollensellerie
1 Handvoll Basilikum
4 EL Parmesan
Salz und Pfeffer

Zubereitung:

1. Zunächst den Knoblauch schälen und fein hacken.
2. Den Sellerie schälen und grob reiben.
3. Nun Öl in einem Topf erhitzen und den Knoblauch darin anschwitzen.
4. Anschließend die passierten Tomaten und den Sellerie hinzugeben und alles mit der Brühe auffüllen.
5. Kurz aufkochen lassen und mit Salz und Pfeffer abschmecken.
6. Die Sauce für 25 Minuten bei geringer Wärmezufuhr köcheln lassen.
7. Währenddessen die Nudeln nach Packungsanweisung zubereiten.
8. Anschließend die Nudeln abgießen und zusammen mit der Sauce anrichten.
9. Mit Basilikum und Parmesan garnieren und anrichten.

Nudeln in Paprikarahm

20 min   **570 kcal**   **87 g KH**   **18 g EW**   **15 g FE**

Zutaten für 4 Portionen:

4 Paprika
500 g Nudeln
2½ Zwiebeln
1½ Knoblauchzehen
½ Tube Tomatenmark
250 ml Kochsahne,
fettreduziert
Paprikapulver, edelsüß
Salz und Pfeffer
1½ EL Olivenöl

Zubereitung:

1. Zunächst die Nudeln nach Packungsanweisung kochen.
2. In der Zwischenzeit die Paprika waschen, entkernen und in Streifen schneiden.
3. Die Zwiebeln schälen, halbieren und hacken.
4. Den Knoblauch schälen und fein hacken.
5. Olivenöl in einem Topf erhitzen und Paprika, Zwiebeln und Knoblauch darin anrösten.
6. Mit der Kochsahne ablöschen, das Tomatenmark unterrühren, kurz aufkochen lassen und mit den Gewürzen abschmecken.
7. Die Nudeln zusammen mit der Sauce servieren.

Zucchini-Feta-Quiche

30 min   518 kcal   28 g KH   16 g EW   37 g FE

Zutaten für 4 Portionen:

2 Zucchini
250 g Feta
1 Zwiebel
2 Knoblauchzehen
4 Platten Blätterteig
1 EL Öl
200 g Schmand
Salz und Pfeffer
etwas Mehl

Zubereitung:

1. Zunächst den Ofen auf 200 °C vorheizen.
2. Die Zwiebeln schälen, halbieren und hacken.
3. Den Knoblauch schälen und pressen.
4. Die Zucchini waschen, die Enden entfernen und den Rest in dünne Scheiben schneiden.
5. Öl in einer Pfanne erhitzen und Zwiebeln, Knoblauch und Zucchini darin andünsten.
6. Für 5 Minuten garen und gelegentlich umrühren.
7. Den Schmand hinzugeben, mit Salz und Pfeffer abschmecken, von der Herdplatte nehmen und beiseitestellen.
8. Den Feta zerbröseln.
9. Nun das Mehl auf der Arbeitsfläche verteilen, die Blätterteig-Platten aufeinanderlegen und so lange ausrollen, dass der Teig die Quicheform gut ausfüllt.
10. Den Teig in die Form legen und die Zucchini-Mischung auf ihm verteilen.
11. Mit dem Feta bestreuen und die überstehenden Blätterteigränder nach innen einklappen.
12. Für 20 Minuten im Ofen backen.

Reispfanne mit Rahmspinat

25 min   **260 kcal**   **29 g KH**   **9 g EW**   **11 g FE**

Zutaten für 4 Portionen:

200 g Reis
1 Packung Rahmspinat,
aufgetaut
1 Zwiebel
2 EL Frischkäse
400 ml Gemüsebrühe
Kurkuma
Knoblauchpulver
Salz und Pfeffer
1 EL Olivenöl

Zubereitung:

1. Den Reis nach Packungsanweisung zubereiten.
2. Die Zwiebeln schälen, halbieren und kleinschneiden.
3. Olivenöl in einer Pfanne erhitzen und die Zwiebel darin glasig dünsten.
4. Den Spinat und die Gemüsebrühe hinzugeben und alles aufkochen lassen.
5. Den Reis in die Pfanne geben und unterrühren.
6. Mit Kurkuma, Knoblauch, Salz und Pfeffer abschmecken und zum Schluss den Frischkäse einrühren.
7. So lange kochen lassen, bis sich der Frischkäse aufgelöst hat.

Ananaspfanne

30 min   456 kcal   74 g KH   6 g EW   14 g FE

Zutaten für 4 Portionen:

2 Ananas
600 g Reis
300 ml Kokosmilch
1 EL Olivenöl
Currypulver

Zubereitung:

1. Zunächst den Reis nach Packungsanweisung zubereiten.
2. Die Ananas schälen und in Würfel schneiden.
3. Öl in einer Pfanne erhitzen und den gekochten Reis zusammen mit der Ananas darin anbraten.
4. Mit der Kokosmilch ablöschen und mit Curry abschmecken.

Tofuschnitzel

20 min **272 kcal** **3 g KH** **20 g EW** **19 g FE**

Zutaten für 4 Portionen:

800 g Tofu
6 EL Sojasauce
500 g Champignons
2 Zitronen, unbehandelt
8 EL Mehl
200 ml Wasser
2 EL Öl
Salz und Pfeffer

Zubereitung:

1. Das Wasser mit Sojasauce, Salz und Pfeffer in eine Schüssel geben und das Mehl nach und nach einrühren.
2. Nun den Tofu in Schnitzel schneiden.
3. Die Champignons putzen und in mundgerechte Stücke schneiden.
4. Die Zitronen waschen und in Scheiben schneiden.
5. Die Schnitzel in der Panade wenden.
6. Öl in zwei Pfannen erhitzen und in der einen die Tofuschnitzel von beiden Seiten anbraten.
7. Die Champignons in die zweite Pfanne geben und gut anbraten.
8. Tofuschnitzel zusammen mit den Champignons und den Zitronenscheiben anrichten und servieren.

Brokkolipasta

25 min   335 kcal   54 g KH   18 g EW   5 g FE

Zutaten für 2 Portionen:

400 g Brokkoli
180 g Muschelnudeln
100 ml Wasser
1 Knoblauchzehe
1 EL Olivenöl
1 TL Zitronenzesten
1 Spritzer Zitronensaft
4 Stiele Petersilie
Chiliflocken
1 EL Parmesan, gerieben

Zubereitung:

1. Zunächst den Brokkoli waschen, den Strunk schälen und Röschen und Strunk in Scheiben schneiden.
2. Die Nudeln nach Packungsanweisung zubereiten und 3 Minuten vor Garzeitende den Brokkoli hinzugeben.
3. Den Knoblauch schälen und in Scheiben schneiden.
4. Die Petersilie putzen und hacken.
5. Öl in einer Pfanne erhitzen und den Knoblauch darin andünsten.
6. Mit Wasser ablöschen und köcheln lassen.
7. Nudeln und Brokkoli abgießen und ebenfalls in die Pfanne geben.
8. Die Pfannenmischung mit Salz, Chili, Zitronensaft und -zesten abschmecken.
9. Brokkoli-Nudel-Mischung auf Tellern anrichten, mit Petersilie und Parmesan garnieren und servieren.

Desserts

Eine Hauptspeise in der Familie ohne ein Dessert? Kaum denkbar! Kinder brauchen das leckere und süße Dessert. Nachdem sie beim Kochen geholfen und die vollwertige Hauptspeise gegessen haben, können sie mit einem Dessert belohnt werden, das gesund gestaltet wurde! Die folgende Auswahl an Rezepten und Zutaten zeigt, dass ein Dessert nicht unbedingt Zucker enthalten muss, um zu schmecken. Sollte doch einmal Zucker enthalten sein, dann in Maßen, neben den ansonsten enhaltenen gesunden Zutaten. Freuen Sie sich auf den Genuss von Mousse au Chocolat, Nicecream, Waffeln und Co!

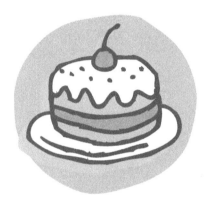

Himbeer-Bananen-Eis

     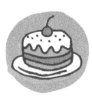

5 min **128 kcal** **27 g KH** **2 g EW** **1 g FE**

Zutaten für 2 Portionen:

250 g Himbeeren, gefroren
1 Banane
4 Datteln, entsteint

Zubereitung:

1. Die Banane schälen und in Scheiben schneiden.
2. Die Datteln klein schneiden.
3. Banane und Datteln zusammen mit den Himbeeren in einen Mixer geben und pürieren.
4. Das Himbeer-Bananen-Eis sofort servieren.
5. Himbeeren und Bananen können auch gegen anderes Obst ausgetauscht werden.

Waffeln

15 min **262 kcal** **39 g KH** **7 g EW** **8 g FE**

Zutaten für 10 Waffeln:

240 g Halbfettmargarine
2 TL Zucker
50 ml Wasser
500 ml Sojamilch
500 g Mehl
50 g Apfelmus
4 TL Dinkelmehl
1 TL Backpulver

Zubereitung:

1. Als Erstes den Zucker und die Butter in einer Schüssel mischen.
2. Apfelmus, Mehl und Sojamehl hinzugeben und nochmals vermischen.
3. Backpulver, Sojamilch und Wasser ebenfalls hinzufügen und alles gut vermengen.
4. Den Teig mit dem Mixer mixen, bis er cremig und glatt ist.
5. Den Teig portionsweise im Waffeleisen ausbacken.

Zimtrollenmuffins

30 min   185 kcal   33 g KH   5 g EW   3 g FE

Zutaten für 12 Muffins:

100 g zarte Haferflocken
250 ml Sojamilch
80 g Pflanzenmargarine
400 g Mehl
1 Päckchen Vanillezucker
1 Prise Salz
½ Würfel Hefe
4 EL Agavendicksaft
1 EL Zimt

Zubereitung:

1. Haferflocken, Sojamilch, Mehl, Vanillezucker, Salz und Hefe miteinander vermischen und zu einem Teig verkneten.
2. Den Teig auf einer bemehlten Arbeitsfläche rechteckig ausrollen.
3. Für die Füllung die Pflanzenmargarine schmelzen und mit dem Agavendicksaft mischen.
4. Den Teig mit der Füllung bestreichen und mit Zimt bestäuben.
5. Das Rechteck aufrollen und 2 cm dicke Scheiben abschneiden.
6. Diese Scheiben jeweils in ein Muffinförmchen legen und ca. 15 Minuten gehen lassen.
7. In der Zwischenzeit den Backofen auf 180 °C vorheizen.
8. Die Muffins im Ofen 10 Minuten backen.

Mango-Maracuja-Joghurt

10 min　169 kcal　19 g KH　6 g EW　7 g FE

Zutaten für 2 Portionen:

1 Mango, reif
100 g Naturjoghurt, 1,5 %
50 ml Maracujasaft
25 g Pistazien, gesalzen

Zubereitung:

1. Die Schale und den Kern der Mango entfernen.
2. Anschließend das Fruchtfleisch der Mango, den Joghurt und den Maracujasaft in einen Mixer geben und pürieren.
3. Die Pistazien hacken und über den Joghurt streuen.

Kokosdessert

5 min　159 kcal　18 g KH　6 g EW　7 g FE

Zutaten für 4 Portionen:

500 g Naturjoghurt, fettreduziert, 1,8 %
1 Mango
4 EL Kokosraspeln
2 EL Agavendicksaft
Kokoschips zur Dekoration

Zubereitung:

1. Die Mango von der Schale befreien, den Stein entfernen und das Fruchtfleisch im Mixer pürieren.
2. Den Naturjoghurt mit den Kokosraspeln und dem Agavendicksaft gut verrühren.
3. Den Kokosjoghurt auf kleine Schälchen verteilen, darüber das Mangomus geben und mit den Kokoschips bestreuen.

Apfelkompott

25 min 317 kcal 70 g KH 2 g EW 1 g FE

Zutaten für 4 Portionen:

1 l Wasser
16 Äpfel, Boskop
2 Stangen Zimt
4 EL Zitronensaft
2 TL Zucker

Zubereitung:

1. Die Äpfel schälen, entkernen und grob zerkleinern.
2. In einem Topf die Apfelstücke zusammen mit den Zimtstangen, dem Wasser, Zucker und dem Zitronensaft ca. 10 Minuten kochen lassen, bis die Apfelstücke weich sind.
3. Die Zimtstangen entfernen und die Äpfel mit einem Pürierstab zu einem Brei pürieren.
4. Das Apfelkompott entweder servieren oder in Schraubgläser füllen und bis zum Verzehr gekühlt lagern.

Mousse au Chocolat

10 min 282 kcal 16 g KH 9 g EW 19 g FE

Zutaten für 2 Portionen:

1 Avocado
15 g Mehl
15 g ungesüßter Kakao
10 g Ahornsirup
1 TL Kokosöl

Zubereitung:

1. Die Avocado schälen, halbieren, vom Stein befreien und in eine Küchenmaschine geben.
2. Die übrigen Zutaten hinzufügen und gut miteinander vermischen.
3. Zum Schluss die Mousse in Dessertschalen geben.

Milchschnitte

30 min   487 kcal   25 g KH   18 g EW   34 g FE

Zutaten für 4 Portionen:

120 g Mandeln, gemahlen
200 g Sahne, fettarm, 19 %
100 g Magerquark
5 Eier
5 EL Zucker
2 EL Kakao
2 EL Vanilleextrakt
2 TL Gelatine, gemahlen
4 EL Wasser

Zubereitung:

1. Zunächst die Eier trennen und das Eiweiß zu Schnee schlagen.
2. Das Eigelb mit den Mandeln, 4 EL Erythrit und Kakaopulver in einer Schüssel vermischen.
3. Den Eischnee unterheben.
4. Ein Backblech mit Backpapier auslegen und den Teig gleichmäßig darauf verteilen.
5. Für 15 Minuten bei 180 °C backen.
6. Währenddessen die Gelatine in das Wasser einrühren, 10 Minuten quellen lassen und anschließend über einem Wasserbad erwärmen.
7. Für die Milchcreme die Sahne steif schlagen.
8. Quark, 1 EL Erythrit und Vanilleextrakt in einer Schüssel verrühren und die Sahne unterheben.
9. 2 EL von der Sahnemischung abnehmen, mit der Gelatine vermischen und vorsichtig unter die restliche Sahnemischung heben.
10. Den Boden aus dem Ofen nehmen und abkühlen lassen.
11. Anschließend mittig aufschneiden, so dass eine obere und eine untere Hälfte entsteht, und nach Wunsch in kleinere Rechtecke aufteilen.
12. Die untere Hälfte mit der Sahnemischung bestreichen und die obere Hälfte aufsetzen.

Gebrannte Nüsse und Mandeln

15 min   333 kcal   12 g KH   9 g EW   26 g FE

Zutaten für 2 Portionen:

50 g Cashewkerne
50 g Mandeln
1 EL Kokosöl
1 TL Agavendicksaft
1 Prise Cayennepfeffer
1 Prise Currypulver
1 Prise Salz

Zubereitung:

1. Mandeln, Cashewkerne, Kokosöl, Agavendicksaft und Gewürze vermengen und in einer Pfanne rösten.
2. Vor dem Verzehr etwas auskühlen lassen.

Gebratene Ananas

 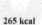 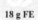

10 min   265 kcal   16 g KH   8 g EW   18 g FE

Zutaten für 2 Portionen:

100 g Ananas
1 EL Agavendicksaft
2 EL Chiasamen
1 EL Paniermehl
50 g Mandeln, gehackt
1 Prise Zimt
1 Vanilleschote
1 EL Kokosöl

Zubereitung:

1. Zunächst die Ananas schälen, in Scheiben schneiden und mit Agavendicksaft einpinseln.
2. Die Vanilleschote aufschneiden und das Mark herauskratzen.
3. Anschließend den Großteil der Chiasamen und Mandeln in eine Schale geben und mit Paniermehl, Zimt und Vanille vermischen.
4. Die Ananasscheiben in die Mischung legen und wenden.
5. Das Öl in einer Pfanne erhitzen und die Ananas darin ausbacken.
6. Die gebratene Ananas auf Tellern anrichten und mit den restlichen Chiasamen und Mandeln bestreuen.

Mandeljoghurt mit Joghurtdrops

30 min   127 kcal   14 g KH   8 g EW   4 g FE

Zutaten für 2 Portionen:

350 ml Mandeljoghurt
50 g Johannisbeeren
1 Apfel

Zubereitung:

1. Zunächst die Johannisbeeren unter fließendem Wasser abwaschen.
2. Den Apfel schälen, entkernen und in Stücke schneiden.
3. Anschließend 150 ml Mandeljoghurt zusammen mit dem Obst in den Mixer geben und fein pürieren.
4. Nun das Püree in eine Pralinenform oder einen Eiswürfelbehälter geben und im Gefrierfach für 25 Minuten tiefkühlen.
5. Den restlichen Mandeljoghurt in eine Schale geben und die Drops hinzufügen.

Banane im Schokomantel

| 30 min | 269 kcal | 38 g KH | 3 g EW | 11 g FE |

Zutaten für 10 Portionen:

10 Bananen
300 g Zartbitterschokolade
2 EL Cranberrys
1 EL Kokosblütenzucker
2 EL Cashewkerne
1 TL Limettensaft
1 Prise Vanille
1 Prise Zimt
10 Holzstäbchen

Zubereitung:

1. Als Erstes die Schokolade hacken und in eine Schüssel geben.
2. Wasser in einen Topf geben, die Schüssel hineinstellen und erhitzen.
3. Die Schokolade über dem Wasserbad schmelzen lassen und Vanille und Zimt untermischen.
4. Währenddessen die Bananen schälen und auf die Holzstäbchen spießen.
5. Die Cashewkerne und die Cranberrys hacken und mit dem Kokosblütenzucker und dem Limettensaft vermengen.
6. Danach die Bananen in die geschmolzene Schokolade tunken und in der Nussmischung wälzen.
7. Zum Schluss die Bananen für 20 Minuten in den Kühlschrank stellen, damit die Schokolade aushärten kann.

Milchreis

30 min | 497 kcal | 90 g KH | 14 g EW | 8 g FE

Zutaten für 2 Portionen:

150 g Milchreis
700 ml Sojamilch
100 g Erdbeeren
100 g Brombeeren
100 g Himbeeren
2 EL Kokosblütenzucker
1 Prise Salz
1 Prise Zimt

Zubereitung:

1. Zuerst die Sojamilch mit etwas Salz in einem Topf erhitzen und den Reis nach Packungsanweisung unter Rühren darin kochen.
2. In der Zwischenzeit alle Beeren waschen und die Erdbeeren halbieren.
3. Anschließend den Zucker in einen zweiten Topf geben, Zimt und Beeren hinzufügen und alles erhitzen.
4. Die warmen Beeren über den Milchreis geben und genießen.

Erdbeerbällchen

15 min   107 kcal   7 g KH   4 g EW   7 g FE

Zutaten für 10 Portionen:

100 g Erdbeeren
100 g Haferflocken
50 g Mandeln
50 g Chiasamen
2 EL Kokosöl

Zubereitung:

1. Zunächst die Mandeln und die Haferflocken in den Mixer geben und mahlen.
2. Anschließend das Kokosöl in einem Topf schmelzen lassen, zusammen mit den Erdbeeren zu der Mandelmischung geben und vermengen.
3. Aus der Masse mit angefeuchteten Händen 10 Bällchen formen.
4. Die Bällchen in den Chiasamen wälzen und genießen.

Fruchtige Waffeln mit Mangospiegel

30 min **124 kcal** **14 g KH** **10 g EW** **3 g FE**

Zutaten für 2 Portionen:

150 g Erdbeeren
½ Mango
30 ml Sojamilch
3 EL Mandelmehl
2 EL Sojajoghurt
½ TL Backpulver
1 Prise Zimt
1 Prise Salz

Zubereitung:

1. Zuerst die Mango schälen und in Stücke schneiden.
2. Die Mangostücke zusammen mit dem Joghurt in einen Mixer geben und pürieren.
3. Anschließend die Erdbeeren waschen und halbieren.
4. Die Erdbeeren zusammen mit Milch, Mandelmehl, Backpulver, Zimt und Salz in eine Schüssel geben und mit einem Handrührgerät zu einem homogenen Teig verkneten.
5. Das Waffeleisen einfetten und den Teig portionsweise ausbacken.
6. Die fertigen Waffeln mit der Mangosauce anrichten und servieren.

Kandierter Apfel

20 min | 246 kcal | 34 g KH | 3 g EW | 11 g FE

Zutaten für 2 Portionen:

2 Äpfel
2 EL Kokosblütenzucker
2 EL gehackte Mandeln
1 EL Kokosöl
1 EL Zitronensaft
1 TL Maisstärke
1 Prise Zimt
1 Prise Salz

Zubereitung:

1. Zunächst den Apfel entkernen, am besten gelingt dies mit einem Ausstecher. Den Apfel anschließend in Scheiben schneiden.
2. Im Anschluss den Kokosblütenzucker zusammen mit Kokosöl, Zitronensaft, Maisstärke, Zimt und Salz in einen Topf geben und verrühren.
3. Die Apfelscheiben hineingeben und für 10 Minuten bei mittlerer Wärmezufuhr unter ständigem Rühren erhitzen.
4. Zum Schluss die Äpfel mit den Mandeln bestreuen und genießen.

Nicecream

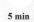

5 min | 72 kcal | 16 g KH | 1 g EW | 0 g FE

Zutaten für 2 Portionen:

1 Banane, in Scheiben, gefroren
100 g Brombeeren, gefroren
1 EL Agavendicksaft

Zubereitung:

1. Als Erstes die Banane und die Brombeeren zusammen in einen Mixer geben und pürieren.
2. Mit Agavendicksaft süßen und in Schälchen angerichtet servieren.
3. Das Rezept eignet sich auch für viele andere Obstsorten.

Schoko-Nuss-Bällchen

10 min **101 kcal** **5 g KH** **5 g EW** **6 g FE**

Zutaten für 10 Portionen:

100 g Cashewbutter
30 g Kakaopulver
20 g gemahlene Leinsamen
4 EL Rosinen
25 g Mandelmehl

Zubereitung:

1. Einfach alle Zutaten zusammen in eine Schüssel geben und verkneten.
2. Aus dem Teig mit den Händen Bällchen formen.

Lassi und Shakes

Insbesondere in der Sommerzeit sind Lassis und Shakes eine willkommene Erfrischung. In kälteren Jahreszeiten lassen sie sich beispielsweise durch die Beigabe von Zimt oder Mandeln stimmig anpassen. Joghurt und Früchte (Lassis) oder Milch und Früchte (Shakes) bilden dabei eine ausgezeichnete Kombination von Proteinen und Vitaminen. Sportlich aktive Familienmitglieder lassen sich gerne direkt nach der Rückkehr vom Sport mit einem Lassi oder Shake überraschen. Doch auch bei gemeinsamem Familiensport kann zusammen ein Lassi oder Shake zubereitet und genossen werden. Irgendwann lernen es die Kinder und bereiten eventuell selbstständig für die Eltern, bei deren Rückkehr vom Sport, ein passendes Getränk zu. Einfach, genial, lecker und besonders schnell servierfertig – viel Spaß bei den letzten Rezepten dieses Buches!

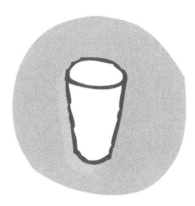

Erdbeer-Bananen-Lassi

     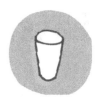

10 min   150 kcal   24 g KH   5 g EW   4 g FE

Zutaten für 2 Portionen:

1 Banane
100 g Erdbeeren, TK
1 EL Mandelblättchen
100 g griechischer Joghurt
100 ml Mandelmilch
5 Eiswürfel

Zubereitung:

1. Zuerst die Banane schälen und in Scheiben schneiden.
2. Zusammen mit den übrigen Zutaten in den Mixer geben und pürieren.

Mango-Zitronen-Lassi

10 min   76 kcal   10 g KH   3 g EW   2 g FE

Zutaten für 2 Portionen:

100 g Mango
1 TL Zitronensaft
1 Msp. Zucker
125 g Joghurt

Zubereitung:

1. Zuerst die Mango schälen, entkernen und in Stücke schneiden.
2. Zusammen mit den übrigen Zutaten in den Mixer geben und pürieren.

Kibalassi

  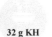 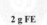

10 min   169 kcal   32 g KH   4 g EW   2 g FE

Zutaten für 2 Portionen:

1 Banane
200 g Kirschen
1 TL Kirschsaft
4 EL Joghurt
4 Eiswürfel

Zubereitung:

1. Zuerst die Banane schälen und in Scheiben schneiden.
2. Die Kirschen waschen und entsteinen.
3. Banane und Kirschen zusammen mit den übrigen Zutaten in den Mixer geben und pürieren.

Bananen-Mandarinen-Lassi

10 min   178 kcal   34 g KH   4 g EW   2 g FE

Zutaten für 2 Portionen:

2 Bananen
1 Mandarine
100 g Joghurt
5 Eiswürfel

Zubereitung:

1. Zuerst die Bananen schälen und in Scheiben schneiden.
2. Die Mandarine ebenfalls schälen und in Stücke schneiden.
3. Bananen und Mandarine zusammen mit dem Joghurt und den Eiswürfeln in den Mixer geben und pürieren.

Erdbeer-Limetten-Lassi

10 min   75 kcal   12 g KH   4 g EW   1 g FE

Zutaten für 2 Portionen:

1 Limette
200 g Erdbeeren
150 g Naturjoghurt, fettarm,
1,5 %

Zubereitung:

1. Zuerst die Erdbeeren waschen und halbieren.
2. Die Limette auspressen.
3. Erdbeeren und Limettensaft zusammen mit dem Joghurt in den Mixer geben und pürieren.

Apfel-Birnen-Lassi

10 min   117 kcal   24 g KH   4 g EW   1 g FE

Zutaten für 2 Portionen:

50 ml Apfelsaft
2 Birnen
150 g Naturjoghurt, 1,5 %
10 Eiswürfel

Zubereitung:

1. Zuerst die Birnen schälen, entkernen und in Stücke schneiden.
2. Zusammen mit dem Apfelsaft, dem Joghurt und den Eiswürfeln in den Mixer geben und pürieren.

Orangen-Erdbeer-Lassi

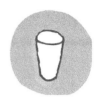

10 min   145 kcal   28 g KH   5 g EW   1 g FE

Zutaten für 2 Portionen:

300 g Erdbeeren
300 ml Orangensaft, frisch
gepresst
1 Msp. Zucker
150 g Naturjoghurt

Zubereitung:

1. Zuerst die Erdbeeren waschen und halbieren.
2. Zusammen mit dem Joghurt und Stevia in den Mixer geben und pürieren.
3. Anschließend den Orangensaft eingießen und cremig rühren.

Vanillelassi

 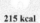 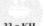

10 min   215 kcal   33 g KH   8 g EW   5 g FE

Zutaten für 2 Portionen:

1½ Mangos
1 Päckchen Vanillezucker
150 ml Vanillejoghurt
200 ml Milch

Zubereitung:

1. Zuerst die Mangos schälen und in Stücke schneiden.
2. Zusammen mit den übrigen Zutaten in den Mixer geben und pürieren.

Bananenlassi mit Vanille

     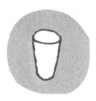

10 min   244 kcal   38 g KH   8 g EW   6 g FE

Zutaten für 2 Portionen:

2 Bananen
1 Vanilleschote
100 ml Milch
200 g Joghurt

Zubereitung:

1. Zuerst die Bananen schälen und in Scheiben schneiden.
2. Die Vanilleschote halbieren und das Mark herauskratzen.
3. Beides zusammen mit dem Joghurt in den Mixer geben, mit Milch auffüllen und pürieren.

Apfel-Orangen-Lassi

10 min   256 kcal   48 g KH   8 g EW   3 g FE

Zutaten für 2 Portionen:

2 Äpfel
1 Orange
1 Banane
1½ TL Zimt
100 g Joghurt
200 ml Milch

Zubereitung:

1. Zuerst die Äpfel schälen, entkernen und in Stücke schneiden.
2. Die Banane schälen und in Scheiben schneiden.
3. Die Orange auspressen.
4. Alles zusammen mit Zimt und Joghurt in den Mixer geben und mit der Milch auffüllen.
5. Anschließend pürieren und zum Schluss in zwei Gläser füllen.

Zitronenshake

 10 min | 92 kcal | 16 g KH | 2 g EW | 2 g FE

Zutaten für 2 Portionen:

1 Mango
1 Zitrone
150 g Sojamilch

Zubereitung:

1. Zunächst die Mango schälen und in Stücke schneiden.
2. Die Zitrone auspressen.
3. Mango und Zitronensaft mit der Sojamilch in den Mixer geben und fein pürieren.

Frozen-Berry-Shake

 10 min | 59 kcal | 9 g KH | 3 g EW | 1 g FE

Zutaten für 2 Portionen:

100 g Erdbeeren
30 g Johannisbeeren
30 g Himbeeren
4 Eiswürfel
120 ml Milch

Zubereitung:

1. Zunächst die Erdbeeren waschen und halbieren.
2. Johannis- und Himbeeren waschen.
3. Die Beeren in den Mixer geben und die Eiswürfel hinzufügen.
4. Die Milch einfüllen und alles fein pürieren.

Aprikosen-Pfirsich-Shake

     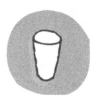

10 min   113 kcal   15 g KH   4 g EW   4 g FE

Zutaten für 2 Portionen:

3 Aprikosen
1 Pfirsich
3 Mandeln
6 Eiswürfel
100 ml Milch

Zubereitung:

1. Zunächst die Mandeln schälen und grob hacken.
2. Aprikosen und Pfirsich waschen, entsteinen und in Stücke schneiden.
3. Alles in den Mixer geben, die Eiswürfel und die Milch hinzugeben und pürieren.

Erdbeer-Heidelbeer-Shake

10 min   243 kcal   38 g KH   7 g EW   7 g FE

Zutaten für 2 Portionen:

500 g Erdbeeren
250 g Heidelbeeren
250 ml Milch
10 Eiswürfel

Zubereitung:

1. Zuerst die Erdbeeren waschen und halbieren.
2. Die Heidelbeeren nur waschen.
3. Beides in den Mixer geben, die Eiswürfel und die Milch hinzufügen und pürieren.

Frozen-Mango-Shake

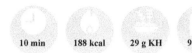 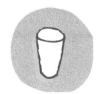

| 10 min | 188 kcal | 29 g KH | 9 g EW | 4 g FE |

Zutaten für 2 Portionen:

300 g Mango, TK
10 Minzblätter
400 ml Milch

Zubereitung:

1. Alle Zutaten einfach in den Mixer geben und pürieren.

Himbeer-Apfel-Joghurt-Shake

| 10 min | 199 kcal | 33 g KH | 9 g EW | 3 g FE |

Zutaten für 2 Portionen:

200 g Himbeeren
2 Äpfel
100 ml Naturjoghurt
300 ml Milch

Zubereitung:

1. Zuerst die Himbeeren waschen.
2. Die Äpfel schälen, entkernen und in Stücke schneiden.
3. Äpfel und Himbeeren mit dem Joghurt und der Milch in den Mixer geben und pürieren.

Bananen-Brombeer-Shake

     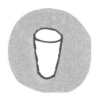

10 min   **240 kcal**   **47 g KH**   **6 g EW**   **3 g FE**

Zutaten für 2 Portionen:

2 Bananen
200 g Brombeeren
5 Erdbeeren
1 TL Honig
6 Eiswürfel
200 ml Milch

Zubereitung:

1. Zuerst die Bananen schälen und in Scheiben schneiden.
2. Die Brombeeren waschen.
3. Die Erdbeeren waschen und halbieren.
4. Alles in den Mixer geben, mit dem Honig süßen und die Eiswürfel zusammen mit der Milch hinzufügen.
5. Fein pürieren und in Gläser füllen.

Banana-Split-Shake

 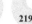

10 min   **219 kcal**   **37 g KH**   **6 g EW**   **5 g FE**

Zutaten für 2 Portionen:

2 Bananen
1 EL Agavendicksaft
2 EL Backkakao
250 ml Sojamilch

Zubereitung:

1. Zuerst die Bananen schälen und in Scheiben schneiden.
2. Die Bananenscheiben mit Kakao und Agavendicksaft in den Mixer geben.
3. Mit der Milch auffüllen und pürieren.

CPSIA information can be obtained
at www.ICGtesting.com
Printed in the USA
BVHW011405050321
601819BV00008B/427

9 781647 801786